# 艾灸祛病百日通

余瑾　周俊亮　杨杰　主编

**SPM**
南方传媒

广东科技出版社
全国优秀出版社

· 广州 ·

**图书在版编目（CIP）数据**

艾灸祛病百日通 / 余瑾，周俊亮，杨杰主编 . —广州：广东科技出版社，2022.4

ISBN 978-7-5359-7825-7

Ⅰ . ①艾… Ⅱ . ①余… ②周… ③杨… Ⅲ . ①艾灸—基本知识 Ⅳ . ①R245.81

中国版本图书馆CIP数据核字（2022）第036817号

**艾灸祛病百日通**

**AIJIU QUBING BAIRITONG**

出 版 人：严奉强

责任编辑：曾永琳　郭芷莹

装帧设计：友间文化

责任校对：李云柯

责任印制：彭海波

出版发行：广东科技出版社

　　　　　（广州市环市东路水荫路11号　邮政编码：510075）

销售热线：020-37607413

http://www.gdstp.com.cn

E-mail：gdkjbw@nfcb.com.cn

经　　销：广东新华发行集团股份有限公司

印　　刷：广州市彩源印刷有限公司

　　　　　（广州市黄埔区百合三路8号　邮政编码：510700）

规　　格：889mm×1 194mm　1/32　印张8.75　字数210千

版　　次：2022年4月第1版

　　　　　2022年4月第1次印刷

定　　价：49.80元

# 编委会

**主　编：** 余　瑾（广州中医药大学）

周俊亮（广州中医药大学附属南海妇产儿童医院）

杨　杰（湖南妇女儿童医院）

**副主编：** 李　莉（广东省食品药品职业学院）

王佳鑫（广东省百岁养生研究所）

刘晓娜（汕头市澄海区人民医院）

张益丽（重庆市桢楠中药研究所）

傅伟辉（广东省狮子会糖尿病宣教委员会）

马文晓（南阳市艾草产业协会）

孙浩乾（艾济天下传承工作室）

**编　委：**

| | | | | |
|---|---|---|---|---|
| 马文德 | 王　琛 | 方继萍 | 朱静同 | 伦婷婷 |
| 刘聪聪 | 江浩祥 | 许创润 | 严　君 | 苏敏芝 |
| 李宏栩 | 李卓原 | 李贺军 | 李浩丞 | 杨光林 |
| 杨志东 | 宋　鹏 | 张海子 | 张绪祥 | 张　瑾 |
| 张　超 | 张燕君 | 陈志键 | 陈聪锐 | 陈燕宜 |
| 陈耀然 | 范红燕 | 林丽娜 | 罗　臻 | 周　伍 |
| 赵灿强 | 徐乐聘 | 黄丽权 | 黄　健 | 蒋丽丽 |
| 傅德勇 | 曾　钿 | 谢平金 | 廖　璐 | 谭兴举 |
| 樊　叶 | 霍志豪 | 林耀展 | 彭晓成 | 宁春燕 |
| 莫婉君 | 杨林果 | 王广生 | 何钊洪 | 王振旭 |
| 郭海强 | 吴跃峰 | 欧舒斐 | | |

**学术秘书：** 王佳鑫（兼）

佛山市"十三五"高水平重点专科建设项目

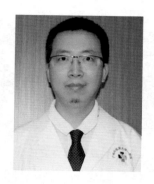

**余 瑾**

教授，医学博士，硕士研究生导师，广州中医药大学针灸康复临床医学院康复医学系常务副主任、靳三针研究中心副主任。

任中国民间中医医药研究开发协会中医人体学研究专业委员会副主委（副会长），中国音协音乐治疗学会副理事长，国际表达性艺术治疗协会（中国）分会副会长，广东省中医药学会音乐治疗专业委员会主任委员，广东省百岁养生研究所所长，广东省全民大健康发展研究院副院长，广东省自然医学会艺术治疗与心身康复专业委员会名誉主委，世界中医药联合会音乐疗法专业委员会常务委员，中国康复医学会康复教育专业委员会常务委员，广东省康复医学会中西医专业委员会常务委员等。

为"靳三针疗法""通元疗法""百岁工程"传承人。人体状态学之"状态+功能·结构"创新产学研体系、状态导向健康体系（GSHS）创导者。

以"心身网络和意识能动性"为核心指导，综合中医调治，状态调理·状态导向音乐治疗（GSMT）和艺术治疗结合，针对失眠、抑郁等心身疾病、亚健康状态以及各种疑难慢性疾病进行心身康复。

主编"十三五"规划教材《中西医结合康复医学》和《艺术疗法概论》两部，主编《老年精神音乐学》《康复工程学》《中医养生实践经验集》著作三部，作为副主编参与编写《中医康复学》《作业疗法学》《靳瑞学术思想及靳三针疗法经验集成》《整脊诊疗学》四部。

曾主持国家自然科学基金课题一项，人工智能重点专项课题一项以及省局级课题多项，发表核心期刊论文数十篇。

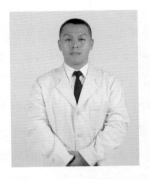

## 周俊亮

教授，主任中医师，中医博士，硕士研究生导师，佛山市南海区妇幼保健院中医科主任。

任中国中医药研究促进会治未病与亚健康分会副会长，广东省妇幼保健协会中医保健专业委员会主任委员，广东省临床医学学会飞针分会副会长，中国妇幼保健协会中医药分会理事，广东省特色专科——预防保健专科负责人，佛山市高水平重点专科学术带头人，佛山市南海区高水平重点专科学术带头人，佛山市特色专科学术带头人。

为国医大师石学敏院士入室弟子，国医大师王世民教授入室弟子，全国名老中医徐荣谦教授入室弟子，岭南名医，广东省中医师承老师，佛山市南海区二类人才，佛山市南海区名医生学科带头人，佛山市南海区名中医，佛山市南海区中医师承老师。

经过近30年的医学学习和临床工作，对不孕症、月经失调、痛经、乳腺增生、更年期综合征、厌食、发热、咳嗽、泄泻、便秘、肥胖、失眠、痛风、儿童保健、孕前保健等有较多研究，掌握了妇女儿童中医传统疗法技术。擅长古针法、石氏醒脑开窍针法、腹针、陈氏飞针、调周针法、儿童微针、火针、穴位埋线、穴位贴敷、耳穴压豆、艾灸、天灸、小儿推拿、小儿捏脊、儿童药浴、中医药膳保健、中医体质辨识、亚健康保健等技术，每年诊治患者超过2万人次。

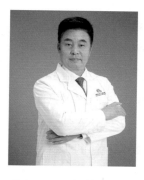

## 杨 杰

教授，主任治疗师，湖南妇女儿童医院康复医学科主任，仙桃职业技术学院医学院康复系特聘教授。

任世界中医药学会联合会儿童保健与健康教育专业委员会常务理事，世界中医药学会联合会小儿脑瘫专业委员会常务理事。2020年获世界中医药学会联合会儿童保健与健康教育专业委员会授予"优秀工作者"称号，2015年被湖北省人社部及残疾人工作委员会授予"自强模范"。先后到瑞典、日本、俄罗斯等国家考察、学习、交流，并和俄罗斯"克里米亚康复中心"建立了"脑瘫康复"国际合作项目。在国家级核心期刊发表论文二十余篇，SCI一篇，担任《家庭小儿推拿调理》副主编。

从事儿童康复、骨伤康复、神经康复及心理治疗等工作近三十年，多次参加世界卫生组织香港复康会的康复培训班学习，曾在国内大中城市三甲医院担任康复主管工作。参与国内几家大型康复医院的筹建、建设、等级评审及管理等工作。采用西医现代康复治疗技术与中医传统康复技术相结合的综合手段，治疗上万例脑瘫儿童、自闭症患者、神经损伤患者，以及心理-行为障碍患儿，均取得了独特的疗效。

# 序

喜闻余瑾老师最新作品《艾灸祛病百日通》一书即将由广东科技出版社出版，非常欣慰。

在钱学森人体科学"功能态"研究思想影响下，余瑾老师长期从事相关领域研究，在中医康复学领域持续20多年深耕细作，不断深入思考，提出独具特色的人体状态学。人体状态学是一门研究人体各种功能状态客观特征规律的学科，以"心身关系"和"意识能动性"为核心，展开各种科学研究，提倡"能动性"健康新模式，为心身健康开辟新思路。

2014年余瑾在主持国家自然科学基金课题"基于激光散斑衬比成像技术观察候气针法影响面瘫的'机信号'研究（81473743）"中根据传统候气针法研究的成果提出了"状态观"理论，并于2017年2月科学出版社正式出版的全国高等医药院校规划教材/普通高等教育"十三五"规划教材《中西医结合康复医学》中，正式提出了状态观及相关的评估、治疗技术和临床康复的完整体系，还提出了中西医结合康复医学的"功能＋状态"创新模式。

"状态观-人体状态学"是对中医理论的传承和创新，由"状态观"开启前行，各种中医康复疗法，如同一盘散落的珍珠有了一条贯串的金线，一条美丽的珍珠项链脱颖而出。心能理论、穴位意识论、状态手道和状态运动等"人体状态学"系列新理论和技术陆续出世。立足开放的复杂人体系统，把握调整人体内在状态，促进疾病的疗愈与功能的恢复。从"形—气—神"立体层面去重新认识人体的身心关系，认识艾灸，创新艾灸。

态灸，就是在"状态学"理论指导下应用的新型艾灸技术，"状乃形之网，态为心之能"，在状态中艾灸，艾灸进入状态。态灸，重视精气神状态之灸法，生动呈现出"恬淡虚无，真气从之，精神内守，病安从来"的传统中医的内在神韵。

本书针对日常常见的疾病和健康状态，从一个更新的专业角度为读者展开艾灸的实用价值及独特技术。书中杂谈艾灸源流，展示艾灸书画及故事。根据《黄帝内经》中"独立守神"和"上守神"的理念提炼出的"守神"态灸技术，指导着施灸者与被施灸者的双向守神。鉴于当今时代越来越多身心疾病的调治需求，书中详尽提供了"形神合一""形与神俱"的调节方法，解除更多心身之痛苦。

本书深入浅出，娓娓道来，适合喜爱中医、喜爱艾灸的朋友们研习、参考。斯之为序，望"态灸"理论和技术，能得到更好的发扬与传播，让高深理论为百姓大众所掌握，为健康幸福生活增添中医力量！

2022年4月8日

# 目 录
## Contents

## 第一章　艾灸文化

# 第二章　灸具的发展

# 第三章 艾灸疗法的基本知识

## 第四章　灸境

# 第五章 艾灸穴位赏析

# 第六章　常用灸法介绍

# 第七章　艾灸与现代常见病

# 第八章　新时代灸法发展的思考

艾灸祛病

# 第一章
# 艾灸文化

# 第一节 "灸"与"灸法"

## 一、灸

　　"灸"实为"灼"也，是灼体以疗病之意。最原始的灸，人们采用一切可燃、可发热、有能量之品如树枝、柴草取火，在人体上通过熏、熨、灼、烫等方式以消除病痛。随着人们不断地实践，最后发现以一种草药灸，效果更佳，这种草药便是后来常用的艾。在现代临床中，基本所有的灸都以艾为主要灸料。自古便有关于灸的记载，《左传》中秦国太医认为疾病，若"攻之不可，达之不及，药不治"则"疾不可为也"，大意为若患者不可用灸、针、药三者医治便提示该病不可治也，可见灸早已成为常用的治疗手段。

## 二、灸法

　　灸法，古人称之为灸焫，是以艾绒为主要灸材，把点燃的艾炷放置于腧穴或病变部位，进行烧灼或熏熨，借其温热刺激及药物作用，温通经络、通畅气血、扶正祛邪，以达到防治疾病的一种外治法。

　　灸法的起源与人类对于火的使用息息相关。据考古学研究发现，大约5万年前原始氏族公社时期的祖先就懂得了用火来取暖和烧熟食物，并且在取暖时，意外发现被火灼伤而解除了某种病痛，从而产生了烧灼或许可以治病的想法，这就是灸法的起源。

在医学专著中，灸法最早见于《黄帝内经》，文中言："北方者，天地所闭藏之域也，其地高陵居，风寒冰冽，其民乐野处而乳食，脏寒生满病，其治宜灸焫，故灸焫者，亦从北方来。"说明灸法的产生与中国北方人民的生活习惯、生活条件和发病特点有着密切的关系。

# 第二节　艾　　草

艾是多年生菊科草本植物，全国各地都有生长，尤其在我国南方是非常普遍的植物。艾为辛温、阳热之药，其味苦、微温、无毒，灸用以陈者为佳，主灸百病。艾点燃后，热力持久而深入，温热感可直透肌肉深层，这是其他物质所不及的，因而，艾是灸法理想的原材料。艾既可药用，又可食用，故常被用于做一些食物，如南方的艾糍粑等。

## 一、艾草的形态特征

艾草为多年生草本，或略呈半灌木状，植株香气浓烈。主根粗长，侧枝多，盘根错节，有部分匍匐在地汲取养分。少数茎单生，高达80～150厘米，有纵棱明显，褐色或灰黄褐色，并有少数短的分枝，枝长3～5厘米；茎、枝均有灰色蛛丝状柔毛（图1-1）。

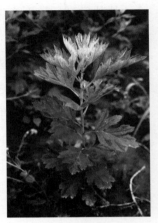

图1-1 艾草

## 二、艾草的种类和道地性

根据我国文献记载，有4个品种的艾草较为有名，分别是北艾、海艾、蕲艾和宛艾。

### （一）北艾

北艾即 "九头仙艾"，古又称"伏道艾"。

宋代苏颂在《本草图经》中曾记载道："艾叶……今处处有之，以复道及四明者为佳。"书中认为复道和四明的艾最好。据考古学家考证，复道即为今天的河南安阳市汤阴县的伏道镇，来自该地方的艾草被称为伏道艾。古代名医扁鹊就葬在伏道镇，墓的周围种满了伏道艾。伏道艾与其他的艾稍有不同，它长得高大茂盛，极容易出绒，药用价值很高，南宋诗人范成大曾写过一首叫《灼艾》的诗中有"艾求真伏道"一句，意为行灸取艾要寻求真正的伏道艾，可见伏道艾地位之高。

对伏道艾最高的赞誉出现在明代，《汤阴县志》称之为药用第一，尊为仙艾。除此之外，在明朝时期伏道艾是专供皇室使用的贡品，因而被称为仙艾，也称"九头仙艾"。这种艾草，就是李时珍《本草纲目》中所说的北艾。

## （二）海艾

海艾也是在宋代时被发现，《本草纲目》曰："艾叶……宋时以汤阴复道者为佳，四明者图形。近代唯汤阴者谓之北艾，四明者谓之海艾。"四明，即是如今的宁波，宁波所种之艾称为海艾。

## （三）蕲艾

明代期间，人们又发现了另外一种艾草，名叫蕲艾，它是在李时珍的家乡，湖北蕲州发现的。李时珍对自己家乡的这种艾草非常喜爱。在《本草纲目》中，李时珍认为："自成化以来，则以蕲州者为胜，用充方物，天下重之，谓之蕲艾。"

## （四）宛艾

河南南阳，古代简称宛，因而此地所产艾草被称为宛艾。艾草之生长温润而无水浸。河南省南阳市地处伏牛山山脉，山区、丘陵、平原分别约占1/3，为我国南北气候的分界线，其气候暖湿，垂直变化明显，再加上土壤肥沃，在其丘陵坡地一带均有野生艾草生长。宛艾因其植株高大，叶片肥厚，叶背绒毛密长，出绒率较其他产地高，因而河南南阳已然成为全国最大的野生艾草生产基地。

# 三、艾草的功用

艾草的功用常为两种，一是临床药用，二是用于食疗。

（1）艾草的药用价值很高。著名的古代中草药名录《本草纲目》记载，艾草可治百病，如止血、驱寒、辟风邪等，著名的艾草方有胶艾四物汤、艾附暖宫丸等，其可治疗内外妇儿等多学科杂病，故人们称之为"医草"。另外，艾草做成艾绒、艾炷或者艾条可用于灸法。艾草还可以用于其他外治法，如艾草水药浴、泡脚等。

（2）艾草在民间食用频率很高，各种饮食方式与饮食途径都可用之。如做茶饮，据说用端午节采摘的艾草嫩叶做茶，最为可口，饮艾茶以调息养生。做烹饪时用艾草煎蛋、炒菜、煮汤皆是美味不过了，尤其是炖汤用，人们发现了好些艾草煮汤的门道，母鸡艾草汤、暖宫红糖艾草汤、姜艾鸡蛋汤等皆是人间美味，既满足了胃又养生。

## 四、艾草的纯阳之性

艾草在民间又叫"灸草"，中医称之为"地阳之物"，有着"纯阳"的特点，这个"纯阳"何以见得？原来艾草的"纯阳"来自自然，为"天之极阳"。"冬至一阳生"，冬至之日，阳气开始慢慢回升，阴气慢慢结束，从冬至到端午再到夏至，艾草汲取天地之精华，在夏至达到巅峰故而此时的艾草最具天地禀赋的独特的极阳（纯阳）之性。

# 第三节 艾条的品鉴

艾条的品质对艾灸效果至关重要，因而鉴别艾条的品质显得尤为重要。艾条的品质鉴别主要包括以下五点。

## 一、艾味纯正

艾条品鉴第一步便是从它的味去品。纯正的艾条，闻其气味，会让人感觉很舒服，沁人心脾，醒脑提神。因为艾叶经过多年储藏陈化，新艾叶的青草味慢慢地转化为一种淳朴的淡淡的药香味，这和广东的新会陈皮一样，随着时间推移，陈皮的药香味便越浓郁。艾香可宣通心肺，理气发表，有一定的治病功效。市面上的艾条质量参差不齐，劣质的艾条多是储存不当或是掺杂了其他东西而成，艾灸时若闻到明显的烧柴味或青草味，一般是不太纯正的艾条。

## 二、原料考究

研究分析发现，不同时间采集的艾叶，药性有很大的差别。根据农历节气，可细分如下。

（1）三月初三为少阳艾，少阳艾气少而升，阴液多而润，入肝经、胆经、脾经和三焦经，润五脏，平肝火，少阳艾干而无物，故以鲜食为佳。在我国各地都有用新艾叶制作美食的习惯，既美味又有食疗之功。

（2）五月初五为纯阳艾，纯阳艾集天地阴阳之精华，其阳气纯正而不燥烈，入五脏通六腑，干品绒多而细软，故为灸之佳品。

（3）七月初七为燥阳艾，燥阳艾集秋之燥性，有形无味，用于艾灸易上火且燥血伤阴，故多用于外用擦洗等。

（4）九月初九为老阳艾，老阳艾阳气散而不足，阴质实而不发，药之性味俱失，不宜用作艾灸。

## 三、古法工艺

（1）定时采摘：每年农历五月端午前后五天的辰时（早上7—9点）和巳时（上午9—11点）天地阴阳交接，此时采摘顶端艾叶，取阳升阴藏之意。

（2）定点晾晒：选半阴半阳处晾晒干燥，取阴阳平衡之意。

（3）定时储藏：定时定量秘制后储藏，最大限度地去除燥之药性，每年特定时间回晒采阳，反复三年以上方可出库制绒。

（4）传统工艺：取纯阴青石为臼，纯阳枣木为锤，"千锤百炼"精制而成，完全遵循古法制备艾绒的要求，最大限度地保留艾叶中的有效成分。

（5）手工卷制：艾条以手工卷制为佳，紧实有度，硬而不僵，外观古朴。观察艾条的截面或是撕开桑皮纸，会发现艾绒为长绒，甚至还能找出揉制成团的艾叶小芽，与市面上常见的粉碎机破碎成粉的艾条区别显著。

## 四、灸感明显

艾条应紧实且易燃，火头"温而不燥，润能通经"，灸感穿透性强，直达深部，经久不消，功效确切。艾叶经过多年储藏陈化，去除了燥性，不但燃烧时间长，而且火力柔和，艾灸时皮肤不会有刺痛感，而艾之药性却能迅速穿透皮肤进入经络穴位，疏通气血，补阳扶正。而新艾气味辛烈、含挥发油多，燃烧快，火力强，燃着后烟大，艾灰易脱落，容易伤及皮肤和血脉。正如《本草纲目》所载："凡用艾叶需用陈久者，治令细软，谓之熟艾。若生艾灸火则易伤人肌脉。"

## 五、烟气柔和

艾条在燃烧时，烟气轻柔而不呛，会产生一种淡淡的香气，还有驱除蚊虫、消毒空气和治疗疾病的效果。科学研究亦表明，艾烟可以调节交感神经，对人体起到镇静和安眠的作用。而市面上很多艾条燃烧时烟气浓黑，刺鼻呛人，闻之流泪，因此通过艾烟的比较也不难鉴别艾条品质的优劣。

# 第四节 灸　　史

## 一、春秋战国时期

现存文献中对"灸"字最早的记载，并非见于医书，而是出现在《庄子·盗跖》中："丘所谓无病而自灸也。"而产生于同一时代的《孟子·离娄》亦载有"今人欲王者，犹七年之病，求三年之艾也"，此处所指即是艾灸。由此可见，早在春秋战国时期，灸法已是颇为盛行，此时所行的灸法为最原始的以艾叶燃烧并放置于身体某处或某穴位之上的方法，即现代所谓的"瘢痕灸法"。

而现存最早记载灸疗的医籍是1973年长沙马王堆汉墓出土的帛书《足臂十一脉灸经》《阴阳十一脉灸经》。据考，其成书年代早于《黄帝内经》。书中主要论述人体十一脉的循行、主病和灸法。在同时出土的《五十二病方》中也有灸法、熨法的记载，说明灸法在那个时期已具备了一定的理论基础和临床经验。

## 二、秦汉时期

谈汉代中医发展，离不开张仲景，其所著《伤寒杂病论》更是一直被后世尊为辨证论治的圭臬，书中虽然是经典方药治疗为主，但涉及灸疗的也不少。张仲景很重视艾灸的治疗效果，书中有20余条条文涉及灸法，如第117条："烧针令其汗，针处被寒，核起而赤者，必发奔豚，气从少腹上冲心者，灸气核上各一壮……"第325条："少阴病，下利，脉微涩，呕而汗出，必数更衣，反少者，当温其上，灸之。"文中对少阴病提出，不论是表阳虚还是里阳虚，都宜灸疗。当然张仲景并没有一味只用灸法，要讲究辨证，所以他也提出了灸法误治的例子，如第115条："脉浮热证，而反灸之，此为实，实以虚治，因火而劫，必咽燥吐血……"文中明确提出了灸疗的禁忌，指明了误灸的危害。

汉代不可不谈的大医还有华佗，可惜其所著《枕中灸刺经》已佚。他善灸术，取穴少而精，其所创"华佗夹脊穴"，至今还在临床中广泛应用。

## 三、魏晋南北朝时期

在晋代，无论是针刺还是艾灸，在理论和实践上都有质的飞跃，其中以皇甫谧为代表，他所编著的《针灸甲乙经》是我国现存最早的针灸学专著，是根据《素问》《针经》《明堂孔穴针灸治要》3部书的内容总结整理而成，是历史上非常重要的针灸学专著，书中针刺与灸法并论，总结了大量的针刺与艾灸的相关经验。如，针和灸有先后，虚实有区别，他认为："盛则泻之，虚则补之，紧则先刺之而后灸之……陷下者则从灸之。陷下者，其脉血结于中，中有着血，血寒，故宜灸。""络满经虚，灸阴刺阳；经满络虚，刺阴灸阳。"同时明确指出哪些穴位是禁灸的，如头维、承光、脑户、风府等穴不可灸，共计26个穴。

东晋医家葛洪，外科大家，其所撰《肘后备急方》，首次将灸法用于急重症，开辟急症抢救用灸之先河。如灸法治疗卒死、霍乱等疾病："卒死而张目及舌者，灸手足两爪后十四壮了，饮以五毒诸膏散有巴豆者。""卒得霍乱，先腹痛者，灸脐上，十四壮，名太仓，在心厌下四寸，更度之。"此等均是治疗急症的处方。《肘后备急方》中记载医方109条，其中99条是灸方，可见葛洪对于灸法的认可与推崇，也体现了灸法的广泛作用，书中对灸法的使用记载非常仔细清晰。如书中首次提出了隔物灸，如隔蒜灸、隔面灸、隔盐灸等治疗方法，隔物灸治疗对后世影响非常大，这种方法沿用至今。为了体现灸法的方便与实用性，葛洪在选穴上也是简便实用，如采用日常生活常见的绳竹等为测量用具，擅于在体表标志明显的地方和患病局部施灸。其妻鲍姑是我国著名女灸疗家，世传其生长于南粤（广东南海），因擅长用灸法治疗赘瘤、赘疣而闻名，岭南人尊称她为"鲍仙姑"。

## 四、隋唐时期

唐代是我国封建社会经济、文化的繁荣时期，灸法发展到唐代基本是属于历史鼎盛的时期，无论是灸法理论的完善还是灸法的临床运用，而这个飞速的发展离不开一人，他便是孙思邈。孙思邈从小便体弱多病，后来发现灸法后，善用灸法给自己调理，他尤其常灸足三里。据记载，孙思邈一直到90岁仍是精力充沛，仍可著书立说。孙思邈著书多本，如

《千金要方》《千金翼方》，其内容涉及内外妇儿等多科疾病，同时也常见诸多灸疗内容。他首次提出灸法可用于一些热证，如"小儿热满，灸阴都，随年壮""大便下血，灸第二十椎，随年壮""狂邪发无常，披头大呼欲杀人，不避水火者，灸间使，男左女右，随年壮"等。孙思邈特别重视取穴准确性，他认为："凡点灸法，皆须平直，体无使倾侧，灸时孔穴不正，无益于事，徒破好肉耳。"（《灸例》）此外，他认为灸量灸壮可上百，并将药物与药灸相结合，记载了隔蒜灸、豆豉灸、黄蜡灸、隔盐灸、隔黄土灸等多种隔物灸法，对施灸材料与隔物灸亦有一定的发展，认为灸法不一定用艾，可用竹茹等代替艾进行灸疗。另外他还提出了"筒灸"，开创了利用器械进行灸疗的先河，还提出了用灸预防传染病等。

王焘是唐代另外一位谈灸较多的医家，其《外台秘要》还专设"明堂灸法"一章，通篇皆论灸法，倡言用药从内治，用灸从外治，内外结合，病无所逃，对施灸的方法、材料以及灸法的禁忌等都有较详的叙述，特别是王氏笃信"针能杀生人，不能起死人""至于火艾，特有奇能""不录针经，唯取灸法""要中之要，无过此术"等，体现出他有重灸轻针的倾向，虽然他的说法不免有些偏颇，但足可见他对灸法的重视。那个时期还出现了很多其他灸法大家，如崔知悌在《骨蒸病灸方》一书中记载了灸治痨病的方法，无名氏所撰的《新集备急灸经》，专论急症的灸疗法。

唐朝时期不但有了灸法的著作，对灸法的穴位研究也有了更深入的探讨，使得灸法向一个精准的阶段发展。《灸法图》和《新集备急灸经》两书是现存最早的记载着关于灸疗的腧穴图谱专著。《灸法图》一书，据说现藏于国外图书馆，书中记载了各类病症命名、艾灸穴位与所需要的壮数，图文并茂，向人们展现了灸法的使用，用现代话说就是一本灸法指南。而据考证，《新集备急灸经》是历史上最早的普及性的、较为通俗易懂的灸法著作。

随着灸疗的专业化，唐代慢慢衍生出了一种职业，叫灸师，即专门施灸的人员。这些专业灸师在当时很受欢迎，很多非行医者都纷纷加入该行业，施灸的场面也甚是壮观。韩愈言"灸师施艾灶，酷若猎火围"，形象生动地描绘了大灶艾灼的壮观场面。李唐画有《灸艾图》，更证实了灸疗在唐代流传之广。

## 五、宋金元时期

宋代以后受儒家思想的影响，那个时代众人认为"身体发肤，受之父母，不敢毁伤，孝之始也"，身体发肤受损乃是大逆不道的事，故认为艾灸后身体留下瘢痕是非常晦气的事。因此瘢痕灸的发展受到了影响，同时也为隔物灸的发展带来了机遇。

现代常做的天灸便是源于宋代，王执中《针灸资生经》首次记载了"天灸法"，即利用一些刺激性的药物贴敷于相关穴位。宋代灸法已经逐渐向身体保健的方向发展，尤其是宫廷内，推崇艾灸养生，据史料记载宋太祖曾亲自为太宗帝施灸，也经常给自己艾灸。在民间流传着无病时常灸关元、气海、命门、中脘可延年益寿的说法。在元朝时期，更有医家提出灸法可防治某些疾病，如元代罗天益强调温补脾胃和防治中风用灸法，著有《卫生宝鉴》，书中提到灸中脘、气海、足三里三穴可调理脾胃，培补元气。元代医家更是提出了灸法可用于难治性的外科疾病，如胡元庆《痈疽神秘灸经》，是以灸法治疗痈疽的专书，主张审受其证之经，灸其应证之穴，使气血流畅，隧道疏通，则痈疽自愈。

## 六、明清时期

灸法在明代发展到高峰，随着灸法使用的推广与流传，出现了百花齐放的形态，涌现了大批的灸疗医家及大量的灸疗专著，如徐凤的《针灸大全》、高武的《针灸聚英》、杨继洲的《针灸大成》、汪机的《针灸问对》等。此时的灸法，人们提出了很多形式，使得更方便、快捷，更适用于临床，如用艾卷的温热灸法、参照古代树枝灸而出现的"桑枝灸"、趁热垫绵纸熨灸的所谓"神针火灸"、利用铜镜集聚日光的"阳燧灸"等。灸法用于外科发展也得到了很大的进步，如薛己《外科发挥》擅以灸法治疮疡。另一位外科专家陈实功在《外科正宗·痈疽门》中对痈疽治疗的论述："不论阴阳、表里、寒热、虚实，但当先灸。"灸治痈疽贵有度"不痛灸至痛，疼灸不疼时"，贵乎早灸为佳，因其时正气不虚，易借艾火以托毒外出。

清代有段时间，由于道光皇帝颁布诏令，称"针刺火灸，究非奉君之所宜"，命令太医院永远停止针灸科，致使针灸仁术迅速走向衰落，因此灸疗渐入低谷。此时的灸疗没有出现很大的创新，出现的著作主要是以总结前人经验理论为主。其中吴亦鼎《神灸经纶》，是我国针灸史上比较全面、系统地论述灸法的专著之一，其记载了历史上艾灸的分类、艾灸的用法、禁忌证及灸疗的腧穴等。此外还有叶茶山《采艾编翼》强调针、灸、药并用。吴谦所著《医宗金鉴》也很注重灸法，用歌诀的形式记录了灸法的内容。李学川的《针灸逢源》主要是收集整理了历史上灸法治疗外科疾病方面的经验与理论。

清代，灸法的使用也有一定的发展，主要是体现在灸法用具上的改变。如艾卷灸法改革后制成"雷火针"，主要是使用药物加到艾绒中，强压于穴位上。到后期，医家又将药物改变，并创制了"太乙针"或"太乙神针"。由于这样的改变，后来很多专著论述了其药物组成和制法，如韩贻丰的《太乙神针心法》、范毓��的《太乙神针》、孔广培的《太乙神针集解》、周塑和的《太乙神针附方》与雷少逸的《雷火针法》等。

## 七、中华人民共和国成立以后

中华人民共和国成立后，国家卫生部门十分重视针灸学的发展，并让研究者挖掘整理了大量灸法相关的文献，也提出了不少新的灸疗方法，逐渐扩大了灸法的治疗范围。

## （一）基础灸法的研究

随着国家大力提倡针灸学的使用，各地方的医院、诊所都开创了中医科、中医门诊，纷纷发展针灸疗法，就灸疗而言，作为一种基础疗法，基本上是每个中医从业者都会的中医治疗方法。另外随着科学的发展，人们开始将注意力转移到灸法的治疗原理研究上，灸法走进实验室，更多的研究者从事对灸法的历史文献、古籍的研究，最后形成数据研究，从科学角度去证明治疗的可行性。

## （二）各家各派

### 1. 陈日新与热敏灸

江西中医药大学陈日新教授针对提高灸疗效果的"灸位"与"灸量"两个关键技术环节进行研究，在继承《黄帝内经》腧穴敏化理论的基础上创立了以"辨敏定位""消敏定量"为原则的热敏灸新技术，大幅度提高了艾灸治疗疾病的效果。同时江西中医药大学成立灸法学院，江西中医药大学附属医院在南昌创立热敏灸医院，并在全国27个省、自治区、直辖市的28家三甲医院，109家二级以上医院推广应用热敏灸疗法。

### 2. 周楣声与"热证贵灸"

鉴于当时社会上只知有针而不知有灸，以及热性病不能用灸的错误观点与畸形发展，周楣声一直在为振兴灸法而奔走呼号。其中，"热证贵灸"可谓是周氏对灸法事业做出的一大贡献。1985年，安徽砀山爆发流行性出血热，周氏应用灸法治疗取得了97.8%的良好效果，从而破除了热证禁灸的陈腐见解，为应用灸法治疗热性传染病奠定了坚实的基础。在周氏所撰著的灸法专著《灸绳》一书中写道："桑榆虽晚，终存报国之心，灸道能兴，愿效秦庭之哭。"表达了其献身灸法事业的抱负与心情。

3. 谢锡亮与灸法的推广

谢锡亮一直致力于灸法的研究和临床实践，尤其是在灸法治疗一些慢性、顽固性、免疫性、病毒性疾病方面的研究取得了很好的效果。他改进了古人的直接灸法，用以治疗乙型肝炎，总结出的治法经实践证明，方法简便、疗效确切且花费低。得知针灸申遗成功，谢老发表题为"针灸并重发展中医药"的文章，呼吁继承和弘扬祖国医学遗产，普及和推广灸法。

4. 余瑾与"态灸"的提出

人体状态学，是研究人体各种状态模式及其规律的一门学科。广州中医药大学余瑾教授通过挖掘整理传统医学的精髓，结合系统科学等多学科理念，提炼出中医"状态观"，标志着"人体状态学"新理念的出世。状态观的出现，实现了"系统—控制—信息"的有机整合，是人体生命系统复杂性运作的具体呈现。灸以入神，灸以入境，在灸疗中，调形、调气、调神，三者合一，启动身心的微妙网络连接，激活身心潜能，进入身心合一以及人天合一的和谐美好状态，是为"态灸"。即通过"微、慢、柔"的灸疗状态运动，实现心身的转换。态灸的出现为自然科学的第三发展阶段——

意识科学和状态科学，提供大量生动的素材和基础研究支持，并将推进医学和自然科学的创新与改革。

# 第五节 艾灸杂谈

## 一、艾灸书画

艾灸虽然是一种传统的中医治疗，但它有着深厚的中医文化底蕴，深受历代文人雅士喜爱。加之，艾灸疗法，使用简单又实用，故从古至今很多非医者也从事艾灸疗法的工作。所以在古代，艾灸在民间留有很多故事，以及与之相关的文艺品。

### （一）《灼艾帖》

《灼艾帖》（图1-2）是北宋文学家欧阳修所作，现藏于北京故宫博物院，是欧阳修保留至今较少的作品之一。此帖书法端庄劲秀，既露锋芒又顿挫有力，此帖长25厘米，宽18厘米，共6行69字。文字如下："修启，多日不相见，诚以区区。见

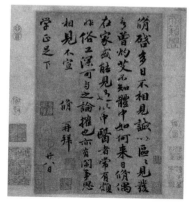

图1-2 《灼艾帖》

发言，曾灼艾，不知体中如何？来日修偶在家，或能见过。此中医者常有，颇非俗工，深可与之论榷也。亦有闲事，思相见。不宣。修再拜，学正足下。廿八日。"此帖讲的是欧阳修之子欧阳发接受过艾灸疗法，欧阳修认为这是一门学问，值得探讨。一封简短的书信，我们不仅能够欣赏欧阳修精妙的书法，同时还了解到在北宋时期，艾灸保健在民间很受欢迎。

### （二）《艾灸图》

在台北故宫博物院收藏了一幅《村医图》（长宽不详），又叫《艾灸图》（图1-3），是南宋著名画家李唐的传世作品，它描绘的是古代农村治病的场景。在路边树荫下乡村郎中正在为人用艾灸治病，一个郎中弓着腰，手持艾条，专心致志地在患者背后施灸；患者坐在地上，裸露着骨瘦如柴的上身，表情痛苦，他的手脚都被人抓住不能动弹，旁边的人面露同情之色；一个小童子在郎中身后手持一贴膏药，正准备给患者贴敷。这幅作品艺术表现手法纤巧清秀，人物描绘用笔细劲精致，面部表情丰富，毛发晕染一丝不苟，造型特征准确生动，各有特点，显示出作者对生活有着深入的

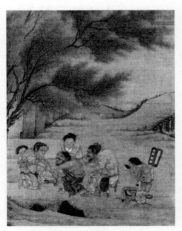

图1-3　《艾灸图》

观察和丰富的体验，真实反映了当时的民俗民风。正如韩愈所说："灸师施艾炷，酷若猎火围。"

这幅《艾灸图》既是一幅古代绘画珍品，也是传统艾灸治病的真实写照，为我们了解宋代中医灸法治病提供了宝贵而形象的资料。

## 二、艾灸故事

### （一）艾蒿传说

据传三千多年前，武王伐纣期间，战争极其激烈。正值三伏天，武王部下大批将士不幸感染痢疾，加之在外行军，环境恶劣，大量将士不治身亡。武王无奈，只好暂停行军，就地扎营休息，由于山野中蚊子甚多，士兵们痛苦万分，只好大量焚烧一种无名野草，以期用烟雾来驱蚊。

刚好武王的随从中有一名医，姓萧名艾，字艾蒿。萧艾夜以继日奔波于军营内外指挥将士采药、熬汤、医救病人，劳累过度、体弱，终至病邪侵袭，泻痢多日后病倒于营帐内。武王及姜子牙众将见状都焦心如焚。萧艾见大家慌张，又念及各营将士病情危急，仍坚持带病继续替将士们看病。在忙乱中，由于行走匆忙，萧艾未来得及穿衣便下床，不小心踩到了窗前驱蚊的火堆，身上也被火燎到，自觉发烫钻痛。萧艾不在意，尚能坚持便继续救治病人去了。可在行走的过程中，他发觉身上涌现一股暖流，腹痛、肠鸣、内急等腹部不适感均消失。"明明自己只顾医救别人，根本没服过药，疾病怎么会不治而愈呢？"萧艾百思不得其解，"难道是那野草之火治好的？"回到营帐，萧艾先是看看自己有没有烫伤，发现足部（解溪、内庭、公孙）烫起3个疱，小腿前外侧（足三里）1个疱、上腹部（中脘、天枢）3个疱、骶部（大肠俞）1个疱、背部（脾俞）1个疱。

看着这些伤痕，他在想难道这种野草是一种特殊的药材，或者是这些起疱的地方起了治疗作用。于是他暗暗记下烫伤的位置，而后用无名野草点火烧各患病将士的相应位置，进行治疗。过了一夜，奇迹出现了，凡被萧艾烧伤皮肤的患病将士的痢疾都好了。于是全军上下效仿而行，不到3天，全体将士病愈，军心大振。武王大喜："萧艾拯救全军，功德大焉。"萧艾答道："大王，非萧艾之功，实野草之力也。"武王沉思片时，朗声宣告全军："野草本无名，从今以萧艾、艾蒿之名命之。"

后来，萧艾遵照武王旨意，随军做艾灸试验，举凡将士患病，先以艾火灼之，久而久之，终于发现施灸的规律。萧艾去世以后，其子萧蕲得其真传，把一份穴位图和释文当作传家宝，就这样一代代传下来，一直传到汉相萧何。从此，精通此道者遍及九州，流传至今。

## （二）行军与艾烟寻水源

古时候行军打仗，将士一般只带干粮基本不带水，一方面因为水不方便携带，另一方面可在途中取水，但取水是有讲究的，不能是路上的溪水或者河水，担心有敌方投毒，所以只能找深井水。将士们每到一地，安营扎寨后，就会割取艾草，并将艾草堆起来点燃。当艾草烧着后，产生的艾热会顺着地下走窜，直到其找到出路，而当艾热遇到水源，就会随水一同蒸发升腾，将士看到有水雾冒出，便知此处地下有水源，可在此处挖井取水。艾烟趋水的特性，似乎也验证了汉代卫青北征匈奴时用艾烟在沙漠里找水的真实性。

三国时期，诸葛亮在某次战争时，由于长时间无水饮用，士兵们口渴不已，从而行进困难。于是，诸葛亮令士兵们在方圆十里内，每隔一丈挖一小坑，并将艾草放到坑里点燃，如有雾气冒出，便在该处挖取水源。结果如诸葛亮所言，很快挖出水源，解决了士兵口渴之急。后来有人问诸葛亮为何能知冒气之地便有水源，诸葛亮说："古医书有云，'艾燃烧之热往下而行'。地下水脉如人体经络，当艾燃烧时将地下水烤热，水化成蒸汽透出地面，因此断定，此地不深之处必有水源。"

## （三）鲍姑与灸治赘疣

据史料记载，鲍姑，广东南海人，为晋代葛洪的妻子。鲍姑医术高超，并擅长灸法，尤其是治疗皮肤方面的赘疣和赘瘤而得名，并结庐于越岗山（越秀山）名越岗院。医书记载："肉起为疣，血聚为瘤。"针对此病症，鲍姑经过思考，结合历代治疗经验与当地的药物环境，决定因地制宜，就地取材，采用越岗山漫山遍野生长的红脚艾，进行灸疗。如《鲍姑祠记》中所载："鲍姑用越岗天然之艾，以灸人身赘疣，一灼即消除无有，历年久而所惠多。"岭南一带民众也采用鲍姑的方法，用当地的艾草治疗其他疾病，其所用的红脚艾被称为"鲍姑艾"。鲍姑死后，岭南人民为纪念她对医学事业的贡献，在广州越秀山下三元宫内修建了鲍姑祠，并留有楹联两副："妙手回春虬隐山房传医术，就地取材红艾古井出奇方""仙迹在罗浮遗履燕翔传史话，医名播南海越岗井艾永留芳"。可见鲍姑的灸术，对后世影响之大。还有另一则鲍姑用艾的故事：传说鲍姑在一次行医采药回归途中，见一位年轻姑娘在河边忧伤落泪，近看原来在为自己脸上黑褐色的赘瘤而感到忧伤难过，乡亲们也嘲笑她，让她更觉自卑与失落。鲍姑问清缘由，即从药囊中取出红脚艾，搓成艾绒，用火点燃，轻轻地在姑娘脸上熏灼。不久，姑娘脸上的疙瘩全部脱落，看不到一点瘢痕，变成了一个美貌的少女。她千恩万谢，欢喜而去。

## （四）孙思邈与灸法养生

孙思邈，唐代著名医家，后世尊称其为"药王""真人"，也是用艾圣手，他终身都在倡导用艾灸来保健，他也亲身实践了，随处用艾来达到养生的效果，据考证其活了141岁。据《旧唐书·孙思邈传》载，唐太宗年间，孙思邈应召入宫时年逾50岁，太宗观其容貌气色如少年般，感叹道："原来像羡门、广成子这样的神仙人物世上竟是有的，怎么会是虚言呢？"孙思邈到了93岁高龄，仍能"视听不衰，神采甚茂"，甚至在年过百岁之时，还能精力充沛地著书立说。

为何孙思邈以多病之身反而能享百岁之寿？历史上做了

无数总结，其中最重要的就是孙思邈非常重视日常养生，尤其注重以艾灸进行防病早治。从疾病预防方面讲，孙思邈在《千金要方》中载有："凡人吴蜀地游宦，体上常须三两处灸之，勿令疮暂瘥，则瘴疠温疟毒气不能著人也，故吴蜀多行灸法。"从早期治疗方面讲，《千金要方》有云："若欲使人不成病者，初觉，即灸所觉处三二十壮，因此即愈，不复发也。"据其叙述，亦经常使自己"艾火遍身烧"，而灸得最多的就是足三里。在《千金要方》中就有"非灸不精，灸足三里，称为'长寿穴'"的记载。后世"若要安，三里常不干"的脍炙人口的保健灸法，就是在此基础上发展起来并广泛运用的。

### （五）莫徭与艾草治足疮

艾灸在民间也是带来很多奇迹，艾灸并不限于某些医生，很多民间非医者都懂灸疗。如《广异记·阆州莫徭》讲了这么一个故事：四川阆州人莫徭以采樵为生，有一天碰到一头老象躺着喘息，声音痛苦，近看原来足底插入一竹钉。莫徭从腰间取出绳索系住竹钉，用力将其拔出，流出脓血五六升。小象用长鼻卷起艾草，想让莫徭将其塞入老象足底的疮孔。莫徭将艾草揉搓成细软的熟艾，慢慢塞入疮孔，直到艾草用尽，才将疮孔填满。良久，老象终于可站立并四处行走。

## （六）崔炜之灸疣传奇

在唐代还有另外一则著名的艾灸故事，据说唐德宗贞元年间，前监察御史崔向的儿子崔炜，由于生性风流，生活不检点，染上了赘疣，后一位老太太与之言："吾善灸赘疣。今有越井冈艾少许奉子，每遇赘疣，只一炷耳，不独愈苦，兼获美艳。"崔炜笑着接受了艾，老太太却忽然不见了。

又过几天，崔炜到海光寺游玩，碰到一耳上长赘疣的老僧，于是拿出艾来试着给他灸治。果然如老太太所说，一灸而愈。僧人非常感激，对其言："贫道无以奉酬。但转经以资郎君之福佑耳。此山下有一任翁者，藏镪巨万，亦有斯疾，君子能疗之，当有厚报。请为书导之。"崔炜同意了。任老翁知道后恭敬地把崔炜请了去，崔炜用艾治好了他的赘疣。

## （七）李时珍与蕲艾

李时珍，我国著名药学家，湖北蕲州人。蕲州出产的艾称"蕲艾"，与蕲竹、蕲蛇、蕲龟被称为时珍故里的"四大奇珍"。李时珍亦对蕲艾情有独钟，在其所著的《本草纲目》中载有："近代唯汤阴者谓之北艾，四明者谓之海艾，自成化以来，则以蕲州者为胜。用充方物，天下重之，谓之蕲艾。相传别的地方艾灸酒坛不透，蕲艾一灸，则直透彻，为异也。"同时，李时珍对艾叶的功效也有一番精辟论述："艾叶生则微苦太辛，熟则微辛太苦。生温熟热，纯阳也。可以取太阳真火，可以回垂绝元阳。服之则走三阴，而逐一切寒湿，转肃杀之气为融合。灸之则透诸经，而治百种病邪，起沉疴之人为康泰，其功亦大矣。"

李时珍之父，明代医学家李言闻，一生专注于研究人参和艾草，著有《人参传》和《蕲艾传》，并得出结论："艾有参之功，参无艾之德。"艾之功效利于万物，不分男女老幼、贫富贵贱及其他有血肉之躯的物种。参之功效虽好，但是贫苦大众用不起，更不用说其他生命体了。李言闻赞蕲艾云："产于山阳，采以端午；治病灸疾，功非小补。"

艾灸
祛病

灸病

第二章

# 灸具的发展

# 第一节　灸具演变史

　　灸法从发现到发展，至臻完善，也经历过短时间内的衰落与兴起，如今已经成为常规的基础中医治疗方法。灸具的使用变化与进展也反映着灸法的发展与进步。

## 一、中国古代时期

　　战国时期，人们使用一种可水煮的磨光穿孔石器，用于热熨。1964年，考古学家发现了另一种扁圆形石器，一面光滑如镜，亦可煨热后用作熨法，这为现代电热灸法的发明、使用找到了古代的依据。春秋时期的灸具主要是铜质阳燧与盘螭纹扁圆形铜罐，以阳燧取火点燃艾绒，将铜罐置于患处施灸。此三者，作为最古老的灸具，虽然粗糙简陋，但也集合了那个时代人们的劳动与智慧。

　　魏晋时期，此时的施灸材料偏于精细，开始注重手工搓制，因此相关的艾炷器应运而生。这种艾炷器中间有一个空洞，洞下留有装艾绒的小孔，另外用圆棒将艾绒压紧，塞到艾炷器的各个洞中。另外，这一历史时期的其他灸疗工具见于《肘后备急方·治中风诸疾方第十九》中的瓦甑灸，"若身有掣痛，不仁，不随处着，取干艾叶一斛许，丸之，内瓦甑下，塞余孔，唯留一目，以痛处着甑目，下烧艾以熏之，一时间愈矣"。这也是医学文书中最早记载的灸疗工具。

隋唐时期的灸具主要出现于民间，人们在生活及生产劳动中，利用生活中寻常物具去做灸疗。如药王孙思邈在《千金翼方·卷二十六》一书中记载的苇管灸，取苇管，一边放于身体部位，一边放艾绒点燃，其余地方密封，用这种苇管灸法治疗中风、耳聋等病。《外台秘要》亦载竹灸，具体操作不详，猜测应以竹为主，为转载《千金要方·卷六》之法。此二种均为灸器施灸，亦均为代用物而并不是专用灸器，其结构也十分简单，即使是这样，也是开创了利用器械灸疗的先河，为以灸具行灸疗奠下基础。

明清时期，随着人们生活水平的提高与人们对于中医疗法的推广，灸疗在这个时期发展迅猛，在灸具上也有一定程度的创新。较为常见的是艾卷灸法，灯火灸，利用铜镜集聚日光作为施灸热源的"阳燧灸"，隔阳燧锭灸。明代龚信在《古今医鉴·癣疾》中载有灸癣法，主要用于儿童。此外，《本草纲目》中记载熏灸罐，主要用于疥疮。

在顾世澄所撰《疡医大全》中记载了用日常生活常见的物品如核桃壳艾灸来治疗外科疮疡。随着艾灸的广泛使用，人们开始对灸具进行改良，使之更方便，使用时安全性更高，如高文晋在《外科图说》使用灸板就类似于今天所用的艾灸盒。而对后世灸具发展影响较大的是清代出现的"灸盏"，它是清代最著名的灸具，除了可以直接艾灸还可以结合其他药物一起燃烧，使得药物渗透进经络脏腑。现代使用的温灸器，如温灸杯、温灸筒、温灸箱、灸盒等与之有相似的地方。

## 二、中国现代时期

随着生活水平的提高以及科技的进步，人们开始慢慢注重身体健康，保健意识也逐渐提高，越来越多人通过外治法来进行养生保健，如中药泡脚、中药贴敷、艾灸等。而艾灸有着药和热相结合的特点，更是受百姓欢迎。为了提高灸疗的使用度，人们不断去研究创新，如减少灸的烟，提高灸的热量维持时间，改变艾草的制作工艺如制作艾草精油、艾灸膏等。对于灸具，为了方便人们使用，也慢慢出现了家庭版和医疗版的灸具。

1. 艾灸盒

艾灸盒是现代家庭、医疗场所都使用得非常频繁的灸具。它的种类繁多，做工有区别，常用于直接灸、督脉灸、火龙灸等。做工上，多是木制，内含有较密的铁网孔，孔内可放艾条、艾绒，盒又分单孔、双孔、六孔或其他孔，点燃艾条放于孔内，再盖上艾灸盒盖子，放于身体表面。少部分艾灸盒是铁盒，家用或者美容院、养生馆多见，主要是将艾点燃放进盒内用绑带固定在身上，可随意活动。

2. 生物信息反馈红外治疗仪

生物信息反馈红外治疗仪（图2-1），是国家灸法项目基础研究成果之一，主要是根据传统雀啄灸的原理，结合现代生物信息反馈技术进行研发的现代中医灸疗专用设备。它的工作原理是仪器能发出红外线，穿透到治疗部位，患者能感

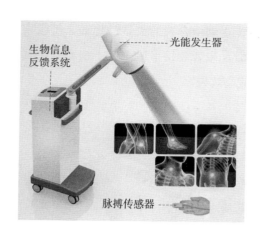

生物信息
反馈系统

光能发生器

脉搏传感器

图2-1　生物信息反馈
红外治疗仪

觉热量一点点向身体内渗透，治疗一段时间后会感觉病灶深部暖和。治疗时，光能发生器发出充足的能量，有效提高灸疗的总能量，而光谱波长范围的拓宽，则有利于不同组织的吸收利用，在提高疗效的同时也缩短了疗程。

3. 艾灸床

为了节约时间，短时间内能进行更多部位的艾灸治疗，人们研究发明艾灸毯、艾灸床（图2-2）。艾绒在电的作用下，发热但不发烫，热度刚好，不会灼伤皮肤。随着技术发展，人们打破传统的"人在下，艾在上，烟在飘"模式，而研发出智能艾熏暖背床，使"艾在下，人在上，烟聚留"。"热气上升"的原理决定了这样的艾灸方法可以使能量被最大限度

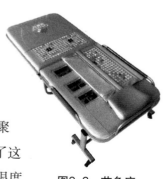

图2-2　艾灸床

地吸收利用，并减少传统艾烟中含有的大量的焦油、可吸入微粒物等杂质的排放。而且患者放松平躺于床上也有助于气血运行，从而显著提高艾灸效果。

4. 玲珑灸

玲珑灸（图2-3）的制作，本身设计就有着很深的中医传统文化底蕴，有着道家文化的影子。它是一款基于传统艾灸对"光、热、烟"三元素的需求之上进行创新的艾灸器具，同时解决艾灸时产生的烟气污染环境的问题。玲珑灸主要由整木

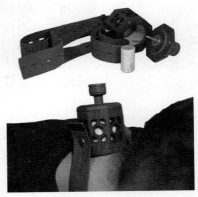

图2-3　玲珑灸

镂空雕刻的器身、自吸式密封顶盖、防烫护网、高分子半透滤烟棉、不锈钢艾段夹具、可调节升降杆组成。玲珑灸以传统道家文化的八边形为设计，符合人体力学原理；精选的红檀木，具有辟秽宁心安神之功；高分子半透滤烟层通过吸附焦油、过滤烟气，避免了艾烟对环境的污染；升降杆的上下调节，满足了不同个体不同部位对艾灸温度的不同需求；通过调节器身空间结构与半透滤烟层的对应关系，利用艾段燃烧时产生的负压，在实现氧气助燃的同时，保证艾段燃烧产热的稳定性。

5. 罐灸

艾灸疗法发展至今，各学派都有自己独特的艾灸方法与

艾灸器具。广州中医药大学余瑾教授则独创了太乙灸罐痧推技术，它融合了刮痧、推拿和艾灸的优点，以其状态学说中的心能理论及中医经络腧穴理论为指导，用特制的灸罐痧推器具和相应的手法，以特制红日油等介质，在体表进行反复按摩、推动、艾灸，使皮肤局部出现红色粟粒状或呈暗红色等"出痧"变化，同时使红日油和艾热渗透进经络和体内，从而达到透痧排毒、活血化瘀、温经通络、散寒祛湿的功效。

# 第二节　新时代赋予灸具的发展要求

　　为了使灸法得以很好地传承与发展，人们对于灸具的研究越来越精细，越来越严格，希望将灸法融入更多方面的现代技术中，引进和结合现代科技成果发展艾灸，灵活运用现代化器具，以适应当今针灸临床应用的需要。

## 一、应用艾或其有效成分

　　艾是传统的中药，传统艾灸疗法之所以重视艾，这与艾的功效密切相关，艾灸之热并非其他药物燃烧发热所能替代。仿艾灸器械，作为一种新型的医疗器械，有其独特的优点，不失为针灸医学现代化的一个重要方面。但它仅仅是从物理性能方面模仿艾灸时产生的温热，并没有真正地运用药物刺激穴位，产生治疗效果，即使有些仪器是使用艾灸燃烧时所辐射的光谱来进行治疗，但都不能称其为纯正的艾灸疗法。离开艾，都不能认为其是真正的艾灸器械，故称其为仿艾灸器械。但若将艾的有效成分加工提炼，用合适浓度的艾提取物涂于经穴，外加仿艾灸器械施灸或许能产生与传统艾灸接近的治疗效果，近年来临床已有医疗机构应用此法，但对开展的实验研究报道较少。

## 二、控制和利用燃艾烟尘

灸疗在燃艾过程中会排放烟尘、烟油等，此类物质会污染空气，也有些患者对艾烟不耐受，甚至会在艾烟刺激下引发呼吸道疾患。这是艾灸疗法的主要弊端，也是当前影响其推广和发展的主要因素之一。如何提高艾灸时艾的利用率，减少排烟排污，值得深入研究探讨。当然现代环保专家也对艾灸进行了研究，发现艾灸产生的PM2.5是挥发性物质，毒性较小，西医专家也指出了短时间内艾灸这种危害是可忽略的。中医专家认为高纯度的艾绒，其在燃烧时所产生的艾烟也可能是产生疗效的重要因素。所以结合以上研究成果，我们对如何避免艾灸的弊端有了新思路，如尽可能使用纯艾，尽可能地在短时间内达到最大的治疗效果等。

## 三、温度调控

传统艾灸疗法，以及部分仿灸器械都有个特点，无法控温，随着艾的燃烧，温度逐渐升高，患者在不察觉的情况下容易被烫伤、灼伤，这种常叫低温烫伤，容易发生医疗事件。虽然经过数百年的实践经验证明类似的烫伤伤害性不大，但为了追求更安全的治疗，我们可以在实验研究的基础上，找出温热刺激的有效阈值范围，同时在设计时还应考虑到患者皮肤对温热刺激的个体差异。近年发展起来的热敏电阻作为可控温的加热器，可直接应用于艾灸器械上，在自动控温方面有广阔的应用前景。

## 四、安全、有效、方便、实用

艾灸，从古代发展至今，无论是灸材还是灸法多有改变，治疗病种逐渐增加的同时使用度也慢慢提高。灸具的更新迭代，虽然是改变，但仍然要以针灸医学理论为指导，继续保持艾灸特色，与此同时，要改进传统艾灸疗法中的弊端，使得艾灸在艾灸器械的辅助下，更安全，更有效，更方便，更实用。

艾灸祛病

第三章

# 艾灸疗法的基本知识

# 第一节　艾灸的治病机制

《灵枢·官能》："针所不为，灸之所宜。"意为针灸没办法处理的疾病，灸法或可能治。《医学入门》关于灸法的论述中提到"无论虚实皆可用之，虚者助元阳，实者散实邪"。同时《本草纲目·卷十五》也指出："艾叶……灸之则透诸经，而治百科病邪，起沉疴之人为康泰，其功亦大矣。"由此可见，艾灸有着双向调节的作用，因此可治疗相当广泛的疾病。艾灸疗法之所以能够发挥强大的治疗作用，跟燃烧时药物释放的药性、产生的热力有关，同时亦和艾灸穴位的选择密切相关。

## 一、药物的相互作用

艾灸所用到的艾，它有着温经通络、散寒祛邪的作用，故艾灸亦可起到该作用。

## 二、艾灸产热

艾燃烧时产生的热力绝非其他发热物质所能取代，艾灸时产生的大量热力一方面对皮肤产生刺激作用，使皮肤潮红、发热，同时也使皮肤毛孔舒张（这也是艾灸治疗时要避风寒的原因），利于药物经毛孔进入机体。

### 三、艾燃烧产生的光热辐射

现代研究表明，艾灸时的辐射能谱具有热辐射/远红外辐射及光辐射/近红外辐射，能直接渗透到深层组织，并通过毛细血管网传到更广泛的部位，为机体细胞代谢活动、免疫功能提供必要的能量，也为能量缺乏的病态细胞提供活化能，并利于生物大分子氢键偶极子产生受激共振，从而产生"得气感"，同时可借助反馈调节机制，纠正病态的能量信息。

### 四、艾灸穴位选择

腧穴是脏腑经络之气血输注于躯体外部的特殊部位，每个穴位都有各自特殊的治疗作用，在这些穴位上进行艾灸，能最大化地发挥穴位的主治作用。

## 第二节　艾灸的作用

艾灸的主要作用是温通经脉、行气活血，培补先后天、和调阴阳，从而达到防病强身、治病祛邪的目的。《医学入门》说："虚者灸之，使火气以助元阳也；实者灸之，使实邪随火气而发散也；寒者灸之，使其气之复温也；热者灸之，引郁热之气外发，火就燥之义也。"可资临床参考。

## 一、温通经脉，行气活血

《素问·刺节真邪论》说："脉中之血，凝而留止，弗之火调，弗能取之。"气血运行具有遇温则散、遇寒则凝的特点，灸法其性温热，可以温通经络，促进气血运行。

## 二、培补元气，预防疾病

《扁鹊心书》指出："夫人之真元，乃一身之主宰，真气壮则人强，真气虚则人病，真气脱则人死，保命之法，艾灸第一。"艾为辛温阳热之药，以火助之，两阳相得，可补阳壮阳，真元充足，则人体健壮，"正气存内，邪不可干"，艾灸有培补元气之作用，故可预防疾病。

## 三、健脾益胃，培补后天

灸法对脾胃有着明显的强壮作用，《针灸资生经》指出："凡饮食不思，心腹膨胀，面色萎黄，世谓之脾胃病者，宜灸中脘。"在中脘穴施灸，可以温运脾阳，补中益气；常灸足三里，不仅能使消化系统功能强健，增加人体对营养物质的吸收，以濡养全身，亦可收到防病治病、抗衰防老的效果。

## 四、升举阳气，密固肤表

《素问·经脉》云："陷下则灸之。"气虚下陷，则皮毛不耐风寒，清阳不得上举，因而卫阳不固，腠理疏松。常施灸法，可以升举阳气，密固肌表，抵御外邪，调和营卫，起到强身防病的作用。

# 第三节　艾灸的"副作用"

艾灸的作用很大，但在临床中偶尔会出现一些让人感觉不适的症状，对中医而言，这些都有其重要的临床意义。由于每个人的体质之间都存在差异，有的人艾灸后感觉很好，有的人则出现一些不舒服的症状，其中大部分的"不舒服症状"对身体无害，甚至有些"不舒服症状"其实是对身体的一种保护。由于艾灸是一种纯天然的自然疗法，所以艾灸本身是不会产生副作用的。艾灸"副作用"的产生与操作者的诊断与操作关系比较大，如错误地判断了受灸者的体质情况，或者选择施灸的穴位与疾病不相符等，则会造成身体不适，但这些身体不适经过正确的方法指导是可以调节过来的。

## 一、病情加重

艾灸初期常出现疾病加重的现象，如咳嗽治疗后反而咳嗽加重，腹泻的患者艾灸后反而腹泻加重等，其实这是人体内正邪交争的正常反应。随着艾灸的进行，体内慢慢累积了比较多的正气，这时病邪就会逐渐被赶出体外，身体也就慢慢越来越好。

## 二、失眠

艾灸后经常会出现失眠的症状。如果初次艾灸后出现失眠，这是一种正常反应，此时的失眠，多表现为疲乏无力。这是由于万物分阴阳，邪属阴，正属阳，艾灸初期，阳气初上，会出现一个阳不入阴的阶段。此时，不要因为睡眠时间的不足而烦恼，也不要刻意用安眠药来凑够睡眠时间。坚持一段时间的艾灸后，疲乏无力的现象不仅消失，反因为艾灸而显得精力充沛。

## 三、上火

很多人在艾灸后会出现口干舌燥、眼干、咽干、便干等所谓上火症状，这也是艾灸的一种正常反应。这种现象表明阴阳正在调整，阴不胜阳，这时要喝水，尤其要多喝白开水，症状可逐渐缓解。如患者觉得口干咽痛，这是病邪从体内逐渐外发的表现（病邪被驱赶到哪里，哪里就会出现西医所谓的炎症），人们认为这是灸过火了，便立即停止治疗，其可能导致功亏一篑，邪气驱赶到半路，便又原路返回了。正确的做法是继续坚持艾灸，当邪气被驱逐出体外，上火症状自然会消失。

## 四、红疹

很多人艾灸后身上会出现多处皮肤红疹，尤其是灸的部位多见，以为这是过敏了。其实，这是由于阳气充盈，驱赶风寒湿邪于外的表现，也是病邪在体表的反应。此时若停灸，病邪反而会入里，侵袭脏腑。如果此时皮肤红疹表现严重，可以用放血疗法使邪出有门（可以在大椎穴、足太阳膀胱经的腧穴，如委中穴放血，给病邪以出处）。

## 五、起疱

如果不是烫伤，正常艾灸后起的水疱，一般是排湿排毒的正常反应。这种水疱是无菌水疱，好起来很快，起水疱期间，可暂停艾灸。

# 第四节　艾灸的注意事项

## 一、施术前

### （一）明确诊断，周密准备

实施艾灸前要全面了解受术者的整体状况，明确诊断，做到"胸有成竹"；准备好施术时所需要的用品等；指导受术者采取合适的体位；加强与受术者之间的交流与沟通，让受术者充分了解艾灸的注意事项，使其解除不必要的思想顾虑。

### （二）明确穴位艾灸的顺序

艾灸的顺序有讲究，不可盲目而为之。所以在很多古籍里，古人对于艾灸的顺序，有着明确的论述。《千金要方》：就阴阳而言，凡灸当先阳后阴；就位置而言，先上后下。《黄帝明堂灸经》也指出："先灸上，后灸下；先灸少，后灸多。"根据古籍的经验，将艾灸的顺序具体总结为先背后胸腹，先头后四肢，先上后下，艾灸的量由少至多，由小艾炷到大艾炷等。

### （三）注意体位、穴位的准确性

艾灸之前尽量调整患者体位，使其体位舒适、自然。对于穴位的选择，在不影响效果的基础上，尽量选取方便取穴、体位容易摆放的位置。

## 二、施术时

### （一）结合病情，灵活应用

临床上艾灸时，需结合病情，灵活应用。在艾灸某两个穴位的问题上，一般没有什么限制。

### （二）专心致志，耐心坚持

施灸时，要思想集中、全神贯注，不要在施灸时分散注意力、东张西望、聊天、看手机等，以免艾条移动、不在穴位上，徒伤皮肉，浪费时间。艾灸操作时要保持合适的温度，以受术者感觉舒适为佳，并且认真观察受术者的反应，必要时调整艾条的角度及距离。

## （三）防火

现代人的衣物大多是化纤、羽绒等质地，易燃。因此，施灸时一定要注意防止艾灰脱落，尤其是用艾炷灸时更要小心，以防艾炷翻滚脱落点燃衣物。用艾条灸后，可将艾条点燃的一头塞入直径比艾条略大的瓶内，以便熄灭。

## （四）注意保暖和防暑

因施灸时要暴露部分体表部位，故在冬季要注意保暖，在夏天高温时要防中暑，同时还要注意室内温度的调节和开换气扇，及时换取新鲜空气。

# 三、施术后

（1）施术后受术者宜卧床休息5～10分钟，不宜马上进行剧烈运动。

（2）艾灸后半小时内不要用冷水洗手或洗澡。

（3）艾灸后要喝较平常多的温开水（绝对不可喝冷水或冰水），以助排泄器官排出体内毒素。

此外，在艾灸期间，还要禁食辛辣刺激性食物，不要过饥过饱，不要进行房事，要吃清淡的食物，保持心情愉悦，多到户外运动或散步。因为单纯艾灸而不锻炼也是不行的，每天至少保持30分钟的锻炼，才能达到更好的疗效。

# 第五节 艾灸的禁忌、不良反应及处理措施

## 一、艾灸的禁忌

艾灸是一种物理作用和药理作用相结合的中医疗法，是起源于中国古代的绿色自然疗法，是以艾草提取的艾绒燃烧来治病养生的方法，正因为它的绿色天然才得以流传至今。以艾灸疗法行调理者要有耐心，勿急于求成。灸，从"久"，要有长久坚持下去的信心，这样才能收到意想不到的效果。对于养生保健者，更要持之以恒。

由于艾灸以火熏着，施灸稍不注意就有可能引起局部皮肤的烫伤；另外，施灸过程中必然要耗伤精血，所以有些部位或有些人是不能施灸的，这些就是施灸的禁忌。古代施灸法，禁忌较多，有些禁忌虽然可以打破，但有些情况确实是应禁忌的。

### （一）禁灸部位

凡暴露在外的部位，如颜面，应尽量避免施灸或应选择适宜的灸法，特别不宜用艾炷直接灸，以防形成瘢痕，影响美观。

凡皮薄、肌少、筋肉结聚处，妊娠期妇女的腰骶部、下腹部，男女性的乳头、睾丸、阴部等不宜施灸。另外，关节

部位不宜直接灸。此外，大血管处、心脏部位不宜施灸，眼球属颜面部，也不宜施灸。

### （二）禁灸病症

凡高热、大量吐血、中风闭证及肝阳上亢引起的头痛，一般不适宜用灸法。

### （三）禁灸人群

对于过于饱胀、过于疲劳、过于饥饿、饮酒过多、出汗过多、受惊吓等人群，以及孕妇或经期女性慎灸或忌灸。无法控制行为与情绪者，如严重精神病患者等忌灸。某些患者在高热、惊厥、抽搐等发作期或者器官衰竭时皆忌灸。

### （四）其他

饭后短时间不宜艾灸。心率过快，超过90次/分者不宜艾灸。

## 二、艾灸的不良反应

实施艾灸过程中可能会出现偶发性心慌胸闷、头晕、轻度乏力、皮肤瘙痒、刺痛、水疱等不良反应。

## 三、处理措施

### （一）根据体质和病情选用合适的灸法

根据受术者个人情况，如病情、年龄、体质等决定施灸量和施灸时间长短；若要选用化脓灸，一定要征得受术者的同意，并在病历上记录、签字。

### （二）晕灸的处理

对于晕灸的患者，当立即停止艾灸，让受术者平卧，保持空气流通，将受术者领口松开，给予温糖水（糖尿病患者慎用）或温开水，受术者闭目休息即可。对于猝倒神昏者，可以针刺水沟、十宣、中冲、涌泉、百会、气海、关元、太冲、合谷等穴以急救。

### （三）水疱的处理

施灸后皮肤出现红晕是正常现象，若艾火热力过强，施灸过重，皮肤可发生烫伤而出现水疱。如果水疱过大，可用消毒针刺破后消毒伤口，防止感染，数日内即可痊愈，1个月后局部可能留有色素沉着。

# 第六节　艾灸小常识

## 一、艾灸的烟有什么作用

现在很多研究发现，艾叶烟熏可用于室内空气消毒，可减少医源性细菌的传播，控制院内交叉感染，故现在某些医疗机构尤其是中医科室，还会沿用传统的烧艾灭菌的方法。

大多数化学灭菌剂杀菌力较强，但都有一定的副作用，如在新生儿病室和患者不能移动的病室，使用化学消毒剂受到一定的限制，便可选用艾烟替代。艾烟除了具有抗细菌、真菌、病毒的作用，还有平喘镇咳的作用。

## 二、应该选择什么样的艾进行艾灸

艾绒大致分为青艾绒、陈艾绒、金艾绒三种。

青艾绒：主要指刚采摘加工好的艾绒，尚没有多久的存放时间，它主要是挥发油含量高，药性猛烈，但灸感不适，渗透力不强。适用于急性病或急性痛证如扭挫伤之类，慢性病则较少用到。

陈艾绒：较青艾绒存放时间久些，主要指存放一年以上的艾绒。一般情况下，它的价格适中、常见、效果良好，所以现在临床上内、外、妇、儿各科病症及养生保健所用到的艾绒基本是陈艾绒。同时陈艾绒亦适用于艾条灸、艾灸盒灸、隔姜灸等大多数灸法。

金艾绒：金艾绒是艾绒中的精品，它的提纯度高，外观呈黄色。因其提纯度高，所以往往用作麦粒灸、艾炷直接灸，或者隔姜灸。也因为其绒质细腻松软，还适合做褥子、坐垫等的填充物，价格较其他艾绒高。

## 三、夏季能不能进行艾灸

现代很多人认为，夏季天气炎热，艾灸燥热，夏天艾灸会上火。那夏天到底能不能进行艾灸呢？《素问·四气调神大论》云："春夏养阳，秋冬养阴。"顺四时阴阳之变，是谓"以从其根"，并以此制定了"冬病夏治"的治病理论。中医理论认为，夏季正是阳气最旺的时节，人体气血经络通畅，此时适当的艾灸可顺应天时，益气补阳，也容易使药力由皮肤渗入穴位经络，通过经络气血直达病处。所以对于很多在冬春季节反复发作的慢性病，尤其是风湿类疾病、哮喘、免疫力低下、过敏性疾病等，或痛经、畏寒的人群而言在阳气旺的夏季进行治疗，能够鼓舞正气，增强抗病能力。

此外夏季艾灸易让人出汗，可以促进体表循环，以利于身体毒素排出，尤其是对于现代快节奏生活、没有锻炼、极少出汗的人群而言，是比较适合的治疗方法。同时，夏天空气便于流通，室内空气清新，穿衣轻薄，也是夏季进行艾灸的有利条件之一。

## 四、艾灸时艾条的火头离皮肤多远为合适

对于不同患者而言，艾灸时艾条的火头与皮肤的距离是有区别的，艾灸时艾条火头以被灸者的皮肤感觉温热，而非烫得需要忍耐为度，即最佳距离。临床中发现，平时寒气较重者在艾灸时艾条的火头与皮肤的距离要比普通的人群近一些，还有就是疾病较重的、较紧急的患者，艾灸时艾条的火头与皮肤的距离也会近些。

艾灸时，会有"明火"和"暗火"的区分。艾灸明火时期的特点：表面温度高，距离皮肤要适当远些，一般出现在艾灸的初始阶段到燃烧最旺盛的阶段，这时火性燥烈，灸感

的渗透力差些。暗火时期的特点：表面温度相对温和，主要是燃烧接近尾声，但其他部分仍有燃烧，这时虽然体感温度低些，但距离皮肤可适当近些，这时渗透力反而最强，灸疗效果也最好。但是如果表面积灰过厚，影响热量传递，灸感的渗透力又开始下降，这时就是该去灰的时候。去灰时，不要去得太彻底，适当轻弹即可，让明火头的表面还留有一层薄薄的白灰，其实就相当于总处在暗火期，而不是燥烈的明火期。

## 五、艾灸一个穴位一般多长时间最佳

艾灸一个穴位5~30分钟是比较常规的做法。做一次艾灸的时间一般在30分钟至2小时。艾灸一个穴位的时间长短是灵活的，主要是看施灸者对患者病情与体质的了解，可以根据需要调整时间，并不拘泥。

（1）灸感：如果一个穴位产生明显灸感，考虑得气反应，可适当延长该穴位的艾灸时间以提高疗效，甚至以此穴为主。

（2）主穴和次穴时间不同：每次艾灸都有主要穴位和辅助穴位，主要穴位往往分配的时间更多。

（3）腰腹核心时间长，四肢末梢时间短：当四肢穴位作为主穴或有良好灸感时，也可例外。

（4）受本次艾灸的总时间影响：艾灸的总时间影响每个穴位的治疗时间。

（5）身体状况：急症、重病时一个穴位灸的时间长，日常保健的话则可短些。

## 六、如何鉴别陈艾与新艾

新艾，是指从艾草采收晾晒到顾客购买使用其成品（艾绒、艾条）时艾草的存放时间短（未满1年），反之就是陈艾（存放超过1年）。陈艾适合艾灸使用，如果是3年、5年的陈艾更好。中医认为，陈艾温润、渗透力强，可增补阳气，因而艾以陈者为好。

艾草含有挥发油。新艾没有经过足够陈放时间，挥发油含量较多，因此新艾条艾灸时火力燥烈，受灸者会感觉表皮烤得疼，施灸距离不得不相对远些，但此时渗透入内部的热量却很少，导致疗效较差。陈艾艾灸时火对皮肤表面的烧灼感低、温润，而渗透入体内的热量较多，效果自然就好。

同时新艾的气味相对浓烈，陈艾的气味有浓有淡（与保存方式有关），但陈艾的浓，不是浓烈，而是浓郁。

## 七、艾灸后的反应有哪些

（1）皮肤潮红：艾灸时，由于艾条燃烧释放热量，皮肤灸热，会使局部的毛细血管扩张，刺激血液流动，所以会出现皮肤潮红的现象。

（2）灸疱：灸疱是灸疮的前一个阶段，多见于化脓灸，它对中医而言是邪气外排的一种途径，可以说是对疾病起到一定程度的治疗效果。

（3）灸疮：灸疮是艾灸的特征性表现。灸疮期间也要坚持温和灸，让艾灸效果持续，否则会出现病情反复。但这种灸疮要注意护理，避免感染，否则会引起严重全身性感染。

（4）口渴：很多人艾灸之后会口渴，这是正常的。主要是因为艾灸会消耗部分津液，所以艾灸后应多喝温开水补充体液，但不要喝菊花茶等寒凉性质的饮料，否则会影响艾灸的效果。

（5）灸感传导：在施灸部位或远离施灸部位处产生其他感觉，例如酸、胀、麻、热、重、痛、冷等，这也是正常的，是穴位的刺激反应。

（6）排病反应：出现其他脏腑的疾病，一般没有诱因或身体疲劳的现象，是体内病邪通过其他出口排出体外的表现。

## 八、非精制艾绒为何不能长期艾灸

非精制艾绒是不能长期艾灸的，否则会引起其他方面的后遗症。以劣质艾条进行艾灸对身体的伤害是极难恢复的，艾绒杂质太多的话，一方面艾的成分少，很难起到艾本身的功效，另一方面杂质过多，燃烧后烟雾更浓，含碳更高。

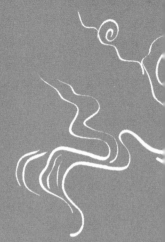

艾灸
祛病

第四章

# 灸 境

# 第一节　通元疗法的学术思想

通元灸法是在通元疗法学术思想指导下形成的特色灸法体系，包含"神灸"和"元灸"两大部分。

通元疗法由赖新生教授首创。赖新生教授是全国名老中医药专家学术继承导师，中国首批中医药传承博士后合作导师，广东省名中医，广州中医药大学教授、博士生导师，并享受国务院政府特殊津贴。赖老经过四十余年临床实践和潜心研究，从针灸之理、法、方、穴的辨证施治规律中抽提出具有临床应用价值的特异性经穴和经络理论，创立了"通督养神""引气归元"疗法，简称通元疗法。该疗法以任督二脉为调节全身阴阳的关键环节，蕴含着赖氏针法处方和针药结合的独特学术思想，临床运用通元疗法，针药合璧治疗各种疑难杂症，取得了显著的疗效。通元疗法具有简单易行、适应证广、实用、规范、疗效显著的特点，在岭南地区已被广泛应用，更因其极大地扩大了针灸的优势病种而蜚声海内外。赖老无论是"在遣方用药方面，还是在选穴下针方面"，都将人之"神"与人之"元气"作为基本点、关键点，临证时以"养神"和"归元"为着眼点，久之则形成了"通督养神""引气归元"的治疗大法。神是生命活动的体现，也是一切生命活动的根本。同时，神之盛衰也是反映身体健康与否的重要标志，神充则身强，神衰则身弱。故赖老强调临证需观察和调动患者之神气，使神气坚守，既病也应使神气随着治疗的进行而运转，以期恢复神机。这种神机是精气神的正常升降，五脏安和、阴阳协调的一种状态，即应了赖老"以平为期"的学术思想。

## 一、神灸

### （一）治神以心、脑为关键，同时注重五脏神调

古代中医的"心"、现代中医的"脑"是赖老治神的关键。五脏皆有神，神、魂、魄、意、志各由心、肝、肺、脾、肾五脏所主，而有"五神脏"之称。脉、血、气、营、精之神也分别附于五脏，五脏安和，则血脉和利。精神乃居五脏中，"心主神明"，《灵枢·天年》中也提到"神气舍心，魂魄毕具"，故赖老认为调"心神"是治神的关键。脑为"精明之府"，主管精神、思维、意识、情绪、性情等，与五脏诸神共同协调，达成和谐统一。赖老强调："脑为髓海，脑髓渐空，则神志失聪，五脏之神都会随之受损，从而出现五脏失和、阴阳失衡的病象。"近年，赖老又提出了"经穴特异性-脑功能界定"假说，认为"人体作为生物体，针刺经穴干预的反应和调节作用必须经过脑作为中枢（即信息的传导和转导的枢纽）的调整和整合，再作用于靶器官，从而呈现治疗效应"。赖老通过调心神、脑神，调动机体之抗病能力和恢复机能的效果，尤其是促进心、脑功能的恢复，这也是维持五脏神调，产生针刺效应的关键。

## （二）形与神俱

《黄帝内经》倡"形与神俱"，这充分说明了形与神的关系密不可分。赖老遵循"形与神俱，可尽终其天年"的生命自然规律，常教诲学生："上工治神，粗工治形。""治神"，即针灸治病之最高境界。而"治形"只是针对皮肉筋骨、四肢百骸的形体而言，无神与之俱，往往等而下之。

## （三）针下守神，扶正为先

中医认为，人神丧失多表现为三虚，即正气不足、天虚、夺精，其中以正气不足为首。赖老提倡顺其自然之针刺补泻法，通过鼓舞正气，审参内因，正确地调神、养神，方能让精气充沛，无犯贼风虚邪。赖老讲究针下守神，提出："治神之过程，是在针刺的全过程中通过辨证，审证求因，察病家正气之虚实、经气循行之所在、皮肉之滑涩柔顺、筋骨之坚固脆弱，气行与针之先后，脉之浮沉迟数，审阴阳表里寒热虚实，病之所在，脏腑之盈虚等，循经取穴、组穴配伍，分经补泻，均意在调神。"赖老强调，这一过程是针灸理、法、方、穴环环相扣的，它在整体观的指导下，形成针灸辨证施治体系，施术之时需牢牢把握治神、调神，方可获取生命信息的变化，并加以调节、治疗。机体的正气被鼓舞，内在抗病能力提高，即可获效，谓之得神、治神。故《黄帝内经》反复强调："用针之要，勿忘其神。"又曰："其要者，一言而终，不知其要，流散无穷。"赖老阐释："此'要'，即治神。"可见赖老深得古代传统针灸之精髓。

## （四）通督养神，扶阳振羸

"神者，正气也。"赖老针灸治神常以督脉为纲。督脉为"人身之都纲""阳脉之海"，同时"阳气者，若天与日，失其所则折寿而不彰"。督脉"贯脊，入脑"，为治脑神之重要经脉。赖老的"通督养神"疗法即是通过精选督脉穴、背俞穴及五俞穴，结合俞募配穴法，合理地施以针刺补泻或艾灸、挑治等，以达调养脑神、五脏神之目的。临床上赖老以"通督养神"之法治疗癫痫、中风、头痛、呕吐、眩晕、痴呆、失眠、痿证等，均取得显著的疗效。

# 二、元灸

"引气归元"中的"元"指脐下肾间动气，《难经·六十六难》中提到，脐下肾间动气乃"人之生命""十二经之根本"也。此为"生气之原"，而后方有十二经脉、五脏六腑之生命活动。赖老之"引气归元"，意在调动一身之气归于本位，使元气充盛，营卫二气调和。

## （一）重视营卫二气，使内外相贯、柔刚相济

"元气"又称"生气之原""原气"。元气由肾产生后，入三焦，积聚于下焦丹田部，再借助三焦通达布散的功能运送到十二经络、脏腑及全身。元气输于上焦，则生成能养护人体的宗气；元气送至中焦，而形成有营养功能的营气；元气送到下焦，则产生能保卫人体的卫气。

赖老尤其重视营气和卫气，他指出：营气由元气借助三

焦通达、布散之功能,升达于中焦脾胃,结合所受纳水谷中"精专之气"化生而成,营养人体脏腑组织,并行于脉中以濡养全身。故化生不足或冲任不固、久治不愈等虚证,多因营气不足,无以化生而致。卫气由元气借助三焦通达、布散之功,达于下焦,与肝、肾之气相合化生而成,经丹田布散全身,白昼行于体表,以温养肌肤,抗御外邪而保卫机体;入夜行于体内,以温养内部脏腑。故体虚外感、久泄不愈及肺部顽疾等常由卫气失固而犯。

## (二)针刺调气,必先调营卫

赖老十分强调营卫二气不可分割和相互平衡。营气于中焦受气取汁,化而为血,在脉中运行至全身,和调于五脏,洒陈于六腑以奉生身;卫气循皮肤、分肉之间,熏于肓膜,散于胸膛,可温煦内外,护卫肌表,抗御外邪。营气、卫气同源而异流,且一柔一刚,一阴一阳,一脉内一脉外,一滋养一固护,又随经脉营周不休,阴阳相贯,如环无端。故赖老认为:"调和营卫,使营、卫二气趋于平衡,滋生营养充足,防御固护到位,则病去。"

赖老认为:"丹田部位的脐下肾间动气最关键,它是三焦之源,十二经脉之根,五脏六腑以及整个人体的生命活动都由它激发和主持。"营气失养,卫气失御,元气不固,多生虚弱病症,故创立"引气归元"之治疗大法,这也是治病求本之法。赖老临床治疗各种疑难杂症时,充分发挥营主内而濡养、卫主外而扶正的特点,以调和营卫、安和五脏、洒陈经脉、扶正固本作为治疗原点，通过针灸合形与气，使神内藏，达到引气归元、调节阴阳的作用。

### （三）引气归元，通补腑气

赖老认为："卫气之所以能抗御外邪，源于肾精温煦内外的功能，采用引气归元针法，可治久泄不愈、体虚外感、慢性鼻炎、慢性咳嗽、哮喘等。营气出于中焦，取汁变化，具有营养功能，采用引气归元针法，对治疗虚证、元气不足、久治不愈、化生不足或冲任不固等，尤其是不孕、不育、习惯性流产、弱精症、月经过少、虚性失眠、多囊卵巢综合征、癌症放化疗后、低血压等疗效显著。"赖老行"引气归元"法时，其理方选穴以任脉为总任来引气归元，并多取原穴及四关，也常采用俞募配穴法以通补腑气、扶正祛邪。

## 三、"养神"与"归元"结合

阴阳学说的四个规律中，赖老最推崇"阴阳互根"，他认为："阴阳互根、互源、互化、互用，只有阴阳二气贯通，才能从根本上解决问题。"通元疗法以任、督二脉为调节全身阴阳的关键环节，讲究从阴引阳、从阳引阴，最终达到阴阳贯通。如治疗中风脱证时，于神阙穴处施以隔盐灸，通过阴中求阳以挽救生命。又如治疗弱精症时，针命门、补肾俞，于阳中引阴以达温煦滋养作用。临床上赖老常应用"通督养神"法治疗亢奋性疾病，应用"引气归元"法治疗虚弱性疾病。若虚实夹杂、气乱于内、升降异常者，均为营卫二气失衡所致，则根据具体病情，或"通督养神"，或"引气归元"，针刺手法上采用导气法，即"平补平泻"。

赖老临证总以不变应万变，以调节阴阳和治神调气为根本大法，发挥心脑之神元和任督二脉的经脉效应，组成三十多组通元针法处方，并取得显著的疗效。

# 第二节　灸境与状态观

## 一、状态观

状态观是由广州中医药大学余瑾教授所提出的创新中医理念，是在传统医学与现代医学之间建立的有机联系，是对人体的形、气、神三者关系的描述（传统医学），也是对物质、功能、信息三者关系的描述（现代医学）。状态运动是在状态观的指导下提出的一种运动模式，它有别于现代运动追求的"更高、更快、更强"的奥林匹克精神，而是寻求一种由中华文化精粹提炼出的"低、慢、柔"的精神境界，即"低负荷、慢节律、柔意识"的内在状态，这也更符合人类养生的健康需求。

人体状态，就是人体在各种心身功能态模式下，意识与身体的连接网络特征，以及意识能动性与身体功能的偶联规律。人体状态学，则是以研究人体的思维意识作为人体复杂巨系统的中枢，在信息调控过程中所起的作用及其作用规律的一门学科，揭示意识中枢对身体的信息调控作用，以及心身同步变化规律的一门学问。

## 二、灸境

"灸境"，灸疗的至高境界，即通过灸的方式引导人体进入状态，并在形、气、神三者合而为一的状态下实现艾灸防治疾病的最高境界。

《素问·阴阳应象大论》曰："阴阳者，天地之道也，万物之纲纪，变化之父母，生杀之本始，神明之府也，治病必求于本。"此处所指"病之本"即"阴阳"。阴和阳是事物对立统一的两个方面，两者之间互相依赖、互相制约、互根互用、消长平衡，并可相互转化。如《素问·阴阳应象大论》所说："阴在内，阳之守也，阳在外，阴之使也。"如此，才能达到《素问·生气通天论》所言之"阴平阳秘，精神乃治"的状态。反之，无论阴虚或阳虚，重者可致"阴阳离决，精气乃绝"。因此，如何调理阴阳，使其达到平衡状态，显得尤为重要。而通过灸疗这一"低、慢、柔"的状态运动正可实现。

就灸疗而言，其状态观中的"形"指艾灸时所选择的正确灸疗方法和施灸穴位；"气"指艾灸时所产生的灸感，而出现经络感传现象是艾灸时所追求的最佳效果；"神"，即守神，《灵枢·九针十二原》言"粗守形，上守神"，守神包括施灸者守神于手中所执的艾条、所灸的穴位，被施灸者守神于被施灸部位所出现的感觉。而灸疗时只有守住"形、气、神"三者合而为一的境界，才能实现《素问·上古天真论》所言之"恬淡虚无，真气从之。精神内守，病安从来"。也就是说，艾灸时必须根据所患病症选择适合的灸疗方法和正确的施灸穴位，施灸者心无旁骛，精神专注于手中所执的艾条、所灸的穴位，被施灸者守神于被施灸部位所出现的"经络感传"现象，只有这样才能通过"虚补实泻"，达到"阴平阳秘"的调和状态。

在此，提出针对阳虚之"少火生气"灸法和针对阴虚之"引火归原"灸法，两者一升一降，静中有动，动中守静（图4-1），正如《医效秘传》言："动而生阳，静而生阴。阳动则变，阴动则合，而生五行，各禀其性。"

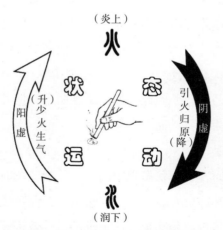

图4-1　少火生气灸与引火归原灸

# 第三节　"少火生气"与 "壮火食气"

## 一、关于"少火生气"与"壮火食气"

《素问·阴阳应象大论》云："壮火之气衰，少火之气壮，壮火食气，气食少火，壮火散气，少火生气。"

### （一）原文解析

文中"壮火"指过于亢盛的阳气，为病理表现。"少火"，少与壮相对而言，即平和、非亢盛的阳气，是维持人体生命活动的根本物质。"食气"，"食"同"蚀"，消耗之意，"气"，指正气。

原文意思为：亢盛的阳气能使正气衰弱，平和的阳气能使正气强固。壮火消耗正气，少火能使正气壮盛。壮火会损伤正气，少火能滋生正气。

宇宙间一切事物的发展规律，都离不开从生长到旺盛，再从旺盛到衰亡这个过程。"少火"是初生之火，其发展趋势是向旺盛阶段发展；"壮火"是盛极之火，其发展趋势是向衰亡阶段发展。之所以"壮火之气衰，少火之气壮"，是因为"壮火食气，气食少火"。又由于"壮火"能吞食人体功能，"少火"能滋养人体功能，故文后得出"壮火散气，少火生气"之结论。即"壮火"耗散人体功能，"少火"生养人体功能。文中前两句提出了"火"本身的性质及其对人体的不同作用，中两句则指出了它之所以然的道理，后两句则对其加以总结和肯定，是不易之真言。

## （二）"少火""壮火"与"气"的关系

其一，人体之火有少火与壮火之分。李中梓云："火者，阳气也，天非此火，不能发育万物，人非此火，不能生养命根，是以物必本于阳，但和之则生物，亢烈之火则害物，故太过气反衰，火和则气乃壮。"可见，火即是气，少火乃平和之阳气，壮火乃亢盛害物之邪气。对人体来说，少火指生理之火，包括君火、相火和命门真火等；壮火指病理之火，即邪火，包括实火和虚火。

其二，在生理情况下，气与火相互滋生。明代张景岳曰："少火生人之元气，是火即为气。此气为正气……若正气有余，便是人生之元气。人生元气生于命门。命门者，精神之所舍，而为阳气之根也。故命门之火旺，则蒸糟粕而化精微，所谓人非此火不能有生者是也。是火即是气……为生人少火，立命之本也。"说明少火即正气，少火生于命门，命门之火藏于肾，即水中之火也，亦即相火，此火为生人之少火，立命之本。《景岳全书》云："水中之火，乃先天真一之气，处于坎中，与后天胃气相接而化，实生生之本。"当饮食进入脾胃后，在阳气的作用下，水谷化生精微，上输心肺，滋养君火。君火下通于肾，充养肾中元阳，元阳蒸腾肾阴而产生肾气。肾气通过三焦，温煦脏腑组织，以维持人体正常的生理功能。这就是"少火之气壮""少火生气""气食少火"。

其三，在病理状态下，气与火相互制约。李东垣说："火与元气不两立，一胜则一负。"这里的火即是壮火。《脾胃论》云："脾胃气衰，元气不足，而心火独盛，心火者，阴火也，起于下焦，其系受于心，心不主令，相火代之。"并注释"相火，亦名'少火'，藏于肾以生元气"。张志聪亦云："相火发于肾则为少火，相火离其位则为壮火。"脾胃为元气之本，脾胃健而元气充，则阴火收敛居留于肾位，此时方为少火，少火生气，进一步滋生元气，二者相辅相成。由于饮食失节、寒温不适以及情志内伤，脾胃受损，元气不生，则阴火不居本位，上冲为病，阴火上升又助长心火，心火暴盛，则乘其土位，脾胃元气更受其害。因此气因火盛而衰，火因气而更盛，即所谓"壮火之气衰""壮火食气""壮火散气"。

### （三）审方择药

治疗上不能单从火治，一味清火则有伤阴耗气之弊，仅从气治，纯以补气则有助火增邪之虞。一方面要清除壮火以保护元气不受耗散，另一方面要扶助少火以生元气，且视气火二者病势轻重而审方择药，药味之厚重以患者体质之强弱而定，清火而避大寒之品，补气选温和补养之品，以寓少火生气之意，而勿投过热助火之品，以免壮火食气之弊，要注意气血津液之亏盈，使药以助精、助血、滋津液，以充血脉，润官窍。

分而论之，气有余则产生壮火邪火，火伤元气，各脏功能有损，泻其火则元气自复，生机自畅，不可妄用补气之品以助火势。即使有明显的气虚见证，亦只宜适当佐以补正之品。如风寒外感，阳郁化热，宜发散之；火聚于胃，内热成实，宜攻下之；肝气不舒，郁而生火，宜疏散之；阴虚阳亢，骨蒸内热，宜清降之；皆属泻法。气不足则内生虚寒而外现火象，其病本虚标实，当根据中、下二焦见证予补火以助阳气。中焦虚阳外越，因"阳为元气之大主"，中焦元气外脱，不与下元接续，为险恶之证，治宜益胃气而使阳气得升。下焦阴火上冲，充斥三焦，三焦不利，则元气失于布达，治当补元气以使阴火得制。故此类虚火假热，决不可妄用清利疏散之剂。即使夹杂有实火，需佐以清泻之品，亦宜慎之再三。至于个别证候有虚实夹杂情况，则清热剂中宜稍加补气之品，补益剂中宜稍加泻火之品。总而言之，气有余当泻，气不足当补。

## 二、"少火生气"理论在灸法中的运用

近现代，西医药的盛行，抗生素类药物的广泛应用，使中医药发展的主流思想也多趋向西医靠拢，治病以苦寒药物为主，严重挫伤了人体的阳气。以郑钦安为代表的火神派认为"万病皆损于阳气""有阳则生，无阳则死。夫人之所以奉生而不死者，唯赖此先天一点真气耳。真气在一日，人即

活一日,真气立刻亡,人亦立刻亡,故曰人活一口气,气即阳也,火也,人非此火不生"。《素问·生气通天论》云:"阳气者,若天与日,失其所则折寿而不彰。"《医学正传·卷一》曰:"少火生气,谓滋生元气……盖火不可无,亦可少而不可壮也,少则滋助乎真阴,壮则烧灼乎元气。"因此对于慢性病、疑难病等阳气即少火衰退的患者,重用温阳之法意在生少火而益元气,体现了少火生气的原则。同时对于慢性病、疑难病等表现为阳气不足的患者多易感外邪,如感受火热之邪,虽现热象,实为阳气不足、少火已衰,治疗亦当以生少火为原则,正胜则邪衰,留得一分少火,便有一分生机。

## (一)从艾之新、陈看"少火生气"

新艾与陈艾不仅在颜色上有很大的不同,在治疗效果上也有质的差异。从表面上看:新艾颜色偏绿,有比较重的青草味;陈艾为土黄色或金黄色,气味芳香。从临床上看:新艾含挥发油多,燃烧快,火力强,渗透力弱,燃烧时烟大而味浓烈,艾灰易脱落而伤及皮肤;陈艾含挥发油少,燃烧缓慢,火力温和,渗透力强而持久,燃烧时烟少而味淡,艾灰不易脱落。

《本草纲目》云:"凡用艾叶需用陈久者,治令细软,谓之熟艾。若生艾灸火则易伤人肌脉。"而陈艾中又以三年者为佳品。三年的陈艾具有温经络、祛湿寒、补元阳、调正气,治百病的功效,是一种纯阳性植物,燃烧时作用力更强，是灸疗的最佳材质。古代儒家思想代表孟子曾说过："七年之疾，当求三年之艾。"即是指三年陈艾对陈旧性顽症有明显的治疗效果。

综上所述，以陈艾施灸可起到"少火生气"的作用，反之以新艾施灸则会出现"壮火食气"的现象。

## （二）从艾绒的纯度看"少火生气"

艾绒根据纯度可分为1：1、5：1、8：1、15：1、35：1等，比如15：1的艾绒就是指以15公斤的艾草经过反复筛除，提取1公斤的艾绒。1：1到5：1的艾绒，颜色稍黑，且含有杂质和秸秆，使用中会损伤经络。其艾烟多为青色，燃烧时火力暴燥，易使患者感觉灼痛，难以忍受，且因杂质较多，燃烧时常有爆裂的流弊，艾火热量难以渗透到肌肤深处。8：1到15：1的艾绒，颜色是土黄色或黄色，艾烟为白色，这是日常艾灸所提倡使用的艾绒纯度。15：1以上的艾绒，颜色是黄色、金黄色，艾烟为白色。此等艾绒和黄金颜色相近，所以也叫金艾绒。此等艾绒细腻无枝梗、杂质，是施灸用的至好艾绒。

中医古籍有记载："粉尘伤肌肤，枝梗伤筋脉，不宜使用。"因此，以1：1到5：1的艾绒施灸易致"壮火食气"，临床施灸多以8：1到15：1的艾绒，甚至是15：1以上的艾绒，以实现"少火生气"之妙。

# 三、"少火生气"与神阙灸

《景岳全书·新方八阵》言："善补阳者，必于阴中求阳，则阳得阴助而生化无穷；善补阴者，必于阳中求阴，则阴得阳升而泉源不竭。"亦即要让身体的元气充盛起来，就需要阴中求阳，静中生动。

神阙，古代养生家称其为"先天之本源，生命之根蒂"。穴属任脉，居于脐中，人体的黄金分割点，是阴中有阳的穴位，与督脉相表里，连十二经脉、五脏六腑、四肢百骸，能通达百脉，故神阙可谓一穴而系全身，是"五脏六腑之本，冲脉循行之地，元气归藏之根"，具有温补肾阳、健运脾阳之功效，其穴性以温补为主，对寒证，尤其是虚寒之证疗效更佳，灸之能振奋一身之阳气，达到扶正祛邪的目的。

人出生后，剪断脐带则真元之气聚于脐下，气血升降出入，生机周流不息。选择陈年艾绒微火温灸神阙穴，其所产生的阳气推动着元气的化生，首先充盛肾中之气，其次是脾胃之气。肾中之气为先天之气，而脾胃之气为后天之气，故而通过灸疗这一状态运动模式可以充盈先、后天之气，实现"少火生气"的目的，其效果相当于肾气丸与补中益气汤。

# 第四节　君火、相火与 "引火归原"

## 一、君火、相火之生理

　　君火、相火首见于《素问·天元纪大论》，文中云："君火以明，相火以位。"王冰注释："君火之政，守位而奉天之命，以宣行火令尔。以名奉天，故曰君火以名；守位禀命，故云相火以位。"即君火奉天行令，而相火禀命于君火，且二者又各司其职。所谓明，明于上而职司神明；所谓位，位于下而专司运用。君相二火中，君是发令者，相听令于君，代君以行事。

　　《类经·运气类》云："君火居上，为日之明，以昭天道，故于人也属心，而神明出焉。相火居下，为原泉之温，以生养万物，故于人也属肾，而元阳蓄焉。所以六气之序，君火在前，相火在后，前者肇物之生，后者成物之实。"意为：君火在上，代表了澄澈清明的阳气，所以在人体中君火属于心火，人之聪明智慧均由心生；相火在下，代表了生养万物的源泉，所以在人体中相火属于肾火，人体中的元气都蓄积在此。君火在前，引导事物的发生；相火在后，为事物的形成提供物质基础。"君相二火"分属心、肾功能，各司其职，相互协调，共同作用于人体，即心火下煦，以温肾水；肾水上滋，以济心火。诚如孙思邈《千金要方》云："夫心者火也，肾者水也，心肾相交，水火相济。"《慎斋遗书》说："心肾相交，全凭升降。而心气之降，全赖肾气之升；肾气之升，又因心气之降。"

## 二、君火、相火之关系

《内经知要》云："火者，阳气也。天非此火不能发育万物，人非此火不能生养命根，是以物生必本于阳。但阳和之火则生物，亢烈之火则害物。故火太过则气反衰，火和平则气乃壮。"明代张景岳于《类经》中指出："君火以明，正此明也，相火以位，正此位也，盖明而在上则为君火，伏明在下则为相火，曰君曰相无非阳气之所在耳。"心阳之气下降实有赖于肾之阳气上升，而肾阴之气上升则有赖于心阳之气下降，心肾相交，阴阳相构，时刻不可分离。相火以位，为神之本；君火以明，为相之神。"君火以明"是前提，"相火以位"是基础，相不可妄动而夺君位，君当明而不可昏暗，则君相二火"致中和"而达"道"。总而言之，君相和谐则形与神俱，君相不和则形神俱损。如《素问·灵兰秘典论》言："主明则下安，以此养生则寿，殁世不殆，以为天下则大昌。主不明则十二官危，使道闭塞而不通，形乃大伤，以此养生则殃，以为天下者，其宗大危，戒之戒之。"王冰对此释曰："夫心内明则铨善恶，铨善恶则察安危，察安危则身不夭伤于非道矣……夫主不明则委于左右，委于左右则权势妄行，权势妄行则吏不得奉法，吏不得奉法则人民失所而皆受枉曲矣。"

## 三、君火、相火之病理

相火为水中之火，其生理特点在于"守位禀命"，守位者，安于名分不僭越也；禀命者，依附于肝肾之阴而作用也。可见相火既有阳动之性，又有阴守之能，动中有守，动中有节，守于本位而不妄，不守则亢而妄动，不动则衰。正如《素问·五运行大论》所言："非其位则邪，当其位则正。"

### （一）相火亢进，心神不宁

相火易亢而妄动，相火亢进则上扰心神，君火若明，则控制相火使其归位，如若君主之官不能做主，则被相火所蒙蔽，"主不明则十二官危，使道闭塞而不通，形乃大伤，以此养生则殃"。相火为君火之根本，相火为病必会对君火造成异常影响。相火亢进上扰心神，心神不宁则出现失眠、烦躁、易怒、易惊，甚则癫狂等君火异常的症状。

### （二）相火虚衰，心神失养

相在位而无所作为，即相火在人体内没有发挥作用，则会出现相火虚衰的病理现象，相火虚衰可致心神失养，而出现抑郁、嗜睡、淡漠、呆滞，甚则神昏等异常神志变化。相火虚衰的原因有三：其一，阴精亏虚。相火是水中之火，既受阴精滋养，又受阴精制约。阴精受损，轻则不能制约相火，重则相火化生障碍，阴损及阳而出现相火不足。其二，阴邪内盛。若相火尚盛，则亢进以推动气机，而见郁热之象；但若相火不足，无力抗争或争而无功，唯有耗伤，进而加速相火虚衰，相火愈虚则阴邪愈盛，甚则亡阳。其三，燥热抑伤。燥热之品不仅能够消灼阴液，而且能够压抑相火，相火久抑不动则衰。同样，相火久亢而耗伤亦可致衰。相火虚衰则脏腑功能减退，终至阴阳离决，神机乃去，独留形骸。

### （三）君火过极，引相妄动

君火为神志之火，心主神志，适度的情志反应并不会致病，如《景岳全书》曰："随怒随消者，未必致病。"其导致相火妄动的条件在于"过极"。

君火逆相火之本性而为，则可导致相火失常，不仅包括精神情志异常变化而引起的相火失常，也包括各种嗜好、行为，如恣食肥甘、贪凉好逸、劳倦无度等，直接或间接引起的相火失常。这里主要探讨前者。相火禀君火之命以行，心动则相火亦动，怒则气上，喜则气缓，悲则气消，恐则气下，惊则气乱，思则气结，均是君火引动相火的表现。五志过极皆可化火，引起相火妄动，进而引起气血运行失常，脏腑功能损伤。

### （四）君相失衡，心肾不交

心与肾之间水火、阴阳、精神的动态平衡失调称为"心肾不交"，主要表现为水不济火，肾阴虚于下而心火亢于上的阴虚火旺；或肾阳虚与心阳虚互为因果的心肾阳虚、水湿泛滥；或肾精与心神失调的精亏神逸的病理变化。

## 四、君火、相火之论治

依《黄帝内经》之旨，疾病的发生发展都与阴阳失调密切相关，治疗的过程就是调整阴阳，目的就是使阴阳恢复平衡。《素问·四气调神大论》曰："从阴阳则生，逆之则死。"由上可知，相火离位是导致疾病发生的根本原因，若将离位相火安放回本位，即可达到治疗目的，其治疗思路当以引火归原为原则，遣方用药当以肾为本，或滋阴潜阳，或补肾纳气，总之要使相火归位；如若不然，见火泻火，见热清热，大量使用苦寒之品就会误伤人体正气。正如《吴医汇讲》所说："水不升为病者，调肾之阳，阳气足，水气随之而升；火不降为病者，滋心之阴，阴气足，火气随之而降。则知水本阳，火本阴，坎中阳能升，离中阴能降故也。"

### （一）关于"引火归原"

引火归原法源于《黄帝内经》之从治法，是对"壮水之主以制阳光，益火之源以消阴翳"治法的具体应用而发展形成的一种热因热用的治法。

"引火归原"一词最早见于《景岳全书》，其在论述肉桂的作用时指出："若下焦虚寒，法当引火归原者，则此为要药，不可误执。"明确提出"引火归原"的概念。清代程钟龄在《医学心悟》中又将这一治法称为"导龙入海"，所谓"龙"，即"龙雷之火"，"海"为"龙宫""肾宅"。

"肾气虚寒，无根之火浮越于上，治宜以辛热药杂于壮水药中，导之下行，此法名曰'引火归原'，亦称'导龙入海'。""引火归原"之"火"，为上游之虚火，亦称"龙雷之火"；"归原"即指下归于肾而言。"引火归原"为引浮越上行之火下归原宅，以调整阴阳重归于平和的一种治疗方法。清代叶天士集诸家之成，将"引火归原"赋予新的含义："引火归原，因肾水不足，虚火上亢，用滋阴降火之法，少加热药为向导，引之下降，使无拒格之患。"从中可以看出，叶天士所谓"引火归原"实为针对肾水不足、虚火上亢而施，改变了以往只有用桂附才是"引火归原"的局面，是对"引火归原"理论的重要补充和发展。

### （二）"引火归原"之应用

"引火归原"法主要用于治疗肾阴虚损导致的虚阳浮越、虚火上炎之证。张景岳云："虚火之病源有二，盖一曰阴虚者能发热，此以真阴亏损，水不制火也；二曰阳虚者能发热，此以元阳败竭，火不归原也，此病源之二也。"可见，虚火分阴虚之火与阳虚之火。阴虚之火，多为真阴亏损，水不制火。阳虚火浮，即元阳败竭，火不归原，临床上又可分两种情况：一是肾阳虚，是疾病的本质，面色白，腰膝酸软，形寒肢冷，尤以下肢为甚，神疲乏力，遗精早泄，五更泄泻，或小便频数、清长，舌淡苔白，脉沉细无力等；二是虚火，是疾病的假象，如《景岳全书·火证》所云："寒从中生，则阳气无所依附而泻散于外，即是虚火，假热之谓也。"临床上此类虚火又可分为三种，即戴阳和格阳、失位之分。戴阳是指虚阳上浮，虚火上冲，症状偏于头面五官局部诸疾，以口舌生疮、牙痛齿浮、喉痹喉痛、头痛眩晕、口渴咽燥等症为主；格阳指虚阳外越，症状偏于全身，以发热、发斑、面赤、肿块、汗出等症状多见；失位指阳虚火浮还陷于下者，见小便热、痛或拘急、大便窘迫不畅等。

　　阴虚火浮时应在滋阴治法的同时加入少许的补阳药，阳气少火升腾肾水以上济克制心火、肝火等上焦之火，即"壮水之主以制阳光"；阳虚浮火在温阳的同时配伍滋阴的药物，才能使温阳之要药安居于下，使浮越之火归于元阳，即"益火之源以消阴翳"。正如《景岳全书·阴阳篇》所云："阴阳原同一气，火为水之主，水即火之源，水火原不相离矣。"又言："阴根于阳，阳根于阴，凡病有不可正治者，当从阳以引阴，从阴以引阳，各求其属而衰之……引火归原，纳气归肾。"

## 五、"引火归原"与涌泉灸

　　灸疗是温热作用、药物作用与腧穴的特殊作用相结合而产生的一种"综合效应"。腧穴的特异性是灸疗产生作用的内因，而艾灸的温热功效则是灸疗产生作用的外因，两者缺一不可。"引火归原"法是将虚越之元阳引入肾宅，因而此穴当为肾经腧穴，并且是肾经中具有镇守阴精功能之穴，通过灸疗的温通，将浮越之火随肾经循入元宅之中。细考肾经所主腧穴，当数涌泉穴。

涌泉又名"地冲"，是足少阴肾经的起始穴。其穴名在《经穴解》中释："穴名涌泉者，此穴受太阳、少阴之交，而趋足心，又将上行，肾为水也，故为泉，自足下上行，有涌泉之象也，故曰涌泉。"即涌泉为源源肾水的井穴，而肾为先天之本，涌泉乃先天元阴元阳所承经脉之终始，因而是"引火归原"法运用于灸疗临床中的首选之穴。

艾灸疗法具有温补阳气、助阳升微之功，通过艾灸涌泉，不仅将浮越上行之火下引，又将涌泉之肾水升发蒸腾以滋养上焦，从而达到潜浮越龙雷之火、温阳益肾之效。此与用桂附等汤药引火下行、导龙入海之法有异曲同工之妙，功同引火归原。

艾灸
祛病

第五章

# 艾灸穴位赏析

# 第一节 神 阙

神阙（图5-1），又称"脐中""气舍""下丹田""命蒂"等，首见于《黄帝内经》，《素问·穴论》云："齐、脐通。当脐之中，神阙穴也。"《会元针灸学》曰："神阙者，神舍其中也，上则天部，下则地部，中为人部，两旁为气穴、肓俞，上有水分，下有横户（阴交穴），胞门、子户、脐居正中，如门之阙，神通先天，父母相交而成胎时先生脐带，形如荷茎，系于母之命门，天一生水而生肾，状如未放莲花，顺五行以生土，赖母气以相转，十月胎满，则神注脐中而成人，故名神阙。"人出生后，剪断脐带则真元之气聚于脐下，气血升降出入，生机周流不息。脐为生命之根，脐部皮肤薄嫩，神经血管比较丰富，具有敏感度高、渗透力强、吸收快的特点。另外，神阙穴为任脉之穴，任脉为"诸阴之海"，受纳于手、足三阴经的脉气，任、督、冲三脉同起于少腹，另有足阳明经夹脐，足太阴之筋结于脐，

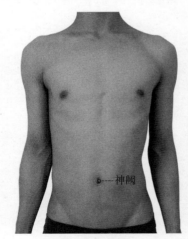

图5-1　神阙

手太阴之筋下系于脐，足少阴经与冲脉夹脐上行，足厥阴经上行入脐中。神阙穴居于人体正中，与督脉相表里，连十二经脉、五脏六腑、四肢百骸，能通达百脉，故神阙可谓一穴而系全身，具有回阳救逆、补肾强体、调和脾胃之功效，对于阳虚厥脱、命门火衰、气虚下陷、虚寒腹泻、风团瘾疹以及多种儿科疾病，都具有明显的疗效。其穴性以温补为主，对寒证，尤其是虚寒之证疗效更佳，灸之能振奋一身之阳气，达到扶正祛邪的目的。

## 一、养生保健，延年益寿

灸神阙有养生延年之功效，历代针灸书籍均有记载。《类经图翼》载："神阙隔盐灸，若灸至三五百壮，不唯愈病，亦且延年。"《针灸大成》载："杨氏用五灵脂、青盐、乳没等九味药，调成细末，水和莜麦面作圈置脐上，将前药末二钱放于脐内，用槐皮煎钱，放于药上，以艾灸之，每岁一壮，药与钱不时添换，依后开口，取天地阴阳正气，纳入五脏，诸邪不侵，百病不入，长生乃老，脾胃强壮。"《针灸资生经》言："向使徐灸至三五百壮，安知其不用年耶。"《养生书》中言："有人年老而颜如童子，盖每岁以鼠粪灸脐中一壮故也。"《针灸集成》也有类似记载，但只称"每岁灸脐中"而未说明用鼠粪。免疫功能低下是人体衰老的主要原因，实验研究证明，一定的药物贴脐（包括灸脐），可以作用于机体的免疫系统，提高免疫能力，因此灸脐有抗衰老的作用。

## 二、温阳救逆，开窍复苏

　　神阙属任脉，居脐中，为真气所承，艾灸（艾炷重灸）神阙有回阳救逆之功。古代医家很早就用隔盐灸神阙穴治危重疾病。《肘后备急方》曰："以盐纳脐中，灸百壮，治霍乱猝死。"《千金要方》和《本草述钩元》亦有此类记载。《备急灸法》云："治卒胞转小便不通，烦闷气促欲死者，用盐填脐孔，大艾炷灸二十一壮，未通更灸，已通即住。"《医学实在易》曰："灸中风卒厥，危急等症。"所以，遵循"阳当速回"的原则，用大艾炷灸神阙穴，可使阳气透达，神志转清，脱离险境。具体操作时应注意"迅速、大灸、持久"的原则。

## 三、健运脾阳，和胃理肠

　　《黄帝内经》云："湿胜则濡泄。"《景岳全书》说："泄泻之本，无不由于脾胃。"《针灸大成》说："神阙治腹中虚冷，伤败脏腑，泄利不止，肠鸣状如流水声。"《类经图翼》云："干霍乱……急用盐汤探吐，并以细白干盐满脐中，以艾二七壮。"《铜人腧穴针灸图经》言："神阙治泄利不止，小儿奶利不绝，腹大，绕脐痛，水肿，鼓胀，肠中鸣，状如流水声，久冷伤惫，可灸百壮。"进食生冷不洁之物或兼受寒湿等邪，客于肠胃，邪滞交阻，气机不和，胃肠的运化与传导功能失常，以致清浊不分。神阙穴为真气所系，是阴中有阳的穴位，隔盐灸具有大补元气，温补脾胃之效。将纯净干燥的食盐敷于脐（神阙穴）上，使其略高于脐，或于盐上再置一薄姜片，上置艾炷施灸。艾炷灸神阙穴，以调整肠胃气机，散寒止泻；配发散风寒之生姜辅助，以温通经脉，鼓舞正气，驱邪外出；食盐解毒坚阴。三者结合，标本同治，相得益彰。然灸神阙穴仅对虚寒泄泻有效，对于温热实证之泻痢则不适用，因而无双向调节作用。

## 四、温肾壮阳，调补冲任

神阙位脐中，脐为大腹中央，是"五脏六腑之本，冲脉循行之地，元气归藏之根"，介于中下二焦之间，脐下肾间动气处，故有温肾阳、调冲任而治疗不孕不育之功。《类经图翼》言："用干净盐填脐中，灸七壮，后去盐……治妇人宫冷不受孕。""人有房事之后，或起居犯寒，以致脐腹痛极濒危者，急用大附子为末……大艾炷灸之……""不孕灸神阙。"《千金翼方》言："妇人胎落颓，灸脐中三百壮。"《千金要方》言："少年房多短气，灸鸠尾头五十壮。又盐灸脐孔中二七壮。"

## 五、疏风散寒，透疹止痒

荨麻疹是一种常见的变态反应性疾病，目前尚无特效药物。本病多由风寒、风热之邪客于肌肤，郁结不散所致。根据《黄帝内经》中"邪之所凑，其气必虚"的原理，故首选神阙穴拔罐。因神阙穴位于脐中，为真气所系，在此处拔罐，可振奋元阳，扶正固本，固表实卫，鼓邪外出。

## 六、助阳益气，升阳举陷

内脏下垂诸症，从中医学理论来讲，是因气虚下陷，升提失职所致，灸神阙能助阳益气。气属阳，有温煦、向上之功，补之能使内脏之气上提而治愈内脏下垂。不仅子宫下垂，凡气虚下陷型胃下垂及脱肛等症，均可用本法治疗。

## 七、温补脾肾，利水通便

神阙穴隔盐灸具有温补脾肾，化气利水之功。《奇效简便良方·卷三·便淋泻痢》中载："大便虚闭……或盐炒热，填脐中，艾火烧五次，通。"《世医得效方》治阴证伤寒："于脐心以盐填实，灸七壮。"《古今录验》云："热结小便不通利，取盐填满脐中，作大炷灸，令热为度。"《千金要方》言："治气淋方：脐中著盐，灸之三壮。"《千金翼方》《外台秘要》《本草纲目》《盘珠集胎产症治》等都有详细记载。

## 八、药物外敷，扶正祛邪

小儿形气未充，肾气不固，卫外能力较低，易患各种疾病；而神阙穴所在即脐带脱落之处，脐带是联系母体和胎儿的营养通道，胎儿出生后，脐动静脉的作用被体循环所代替，但脐为先天之本源，与五脏六腑、十二经脉、奇经八脉有着密切联系，故可通过脐部给药，达到匡扶正气、祛除病邪、促进机体康复的目的。

古时历代医家均主张神阙用灸法、禁针刺。如晋代皇甫谧《针灸甲乙经》载"脐中，神阙穴也，一名气舍，禁不可刺，刺之令人恶疡溃矢出者，死不治"；明代杨继洲《针灸大成》载"脑户，囟会及神庭……神阙会阴上，横骨气冲针莫行"；明代张介宾《类经图翼》载"神阙当脐中，灸三壮，禁刺，刺之令人恶疡溃矢，死不治……或以川椒又代盐亦妙"等。这是由于神阙处皮肤较薄，如果消毒不严格，针具粗糙，针刺后容易出现感染，因而神阙被列为禁针穴。随着人类文明的不断发展及现代医学的不断进步，有学者对神阙穴进行针刺取得了良好的效果。在严格消毒的情况下，亦可用细针直刺。但因操作不便，且易感染，故用之仍甚少。

# 第二节　足　三　里

足三里（图5-2）始载于《黄帝内经》，《古法新解会元针灸学》中载："此穴治病万端，有白术之强，有桂附之热，有参茸之功，有硝黄之力。"因而足三里是临床常用要穴。《四总穴歌》用"肚腹三里留"高度地概括了其调理脾胃，宽肠消滞，清热化湿，降逆利气，善治脘腹疾病的作用，故称人身四大要穴之一。同时，足三里为"回阳九针穴"之一，常用于晕厥、阳虚欲脱、中风口噤等临床危急病症的救治。除此之外，灸足三里还可扶正培元，从而使元气长延不衰，故而又有"保健灸穴"和"长寿灸穴"之美称。现代研究认为，该穴具有双向性，不但能补其不足，而且能损其有余，使机体阴阳偏盛偏衰恢复平衡，达到自稳状态。总之，足三里穴临床应用范围甚广。所以孙思邈十分推崇足三里穴，主张"一切病皆灸三里三壮，每日常灸下气，气止停也（《千金翼方》）"。

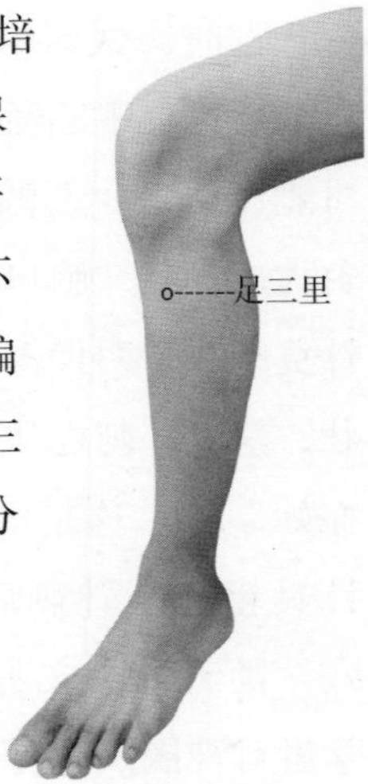

。○-----足三里

图5-2　足三里

　　足三里的灸法方面，艾灸壮数少则三壮、七壮，多则数十壮至百壮。《针灸大成·卷九·灸疮要法》引用《针灸资生经》云："凡着艾得疮发，所患即瘥，若不发，其病不愈。"杨继洲认为只有灸后发疮才能引邪气外泻，治愈疾病，艾灸应"得气灸疮发而止"。而灸疮发之速因人而异，与人的体质强弱有关，而针对不同的疾病所选择的壮数也不一，"唯以病之轻重而增损之"，以效为度。临床上除使用足三里化脓灸法外，亦常用非化脓灸、隔物灸及艾卷温和灸等。

## 一、调理胃肠，消食止泻

　　"合治内腑"，足三里属足阳明胃经合穴，同时四总穴歌亦以"肚腹三里留"为首，《杂病穴法歌》曰："泄泻肚腹诸般疾，三里内庭功无比。"《灵枢·邪气脏腑病形》指出："胃病者，腹膜胀，胃脘当心而痛，上肢两胁，膈咽不通，食饮不下，取之三里也。"因而足三里常被作为治疗肠胃疾病的主要腧穴。

## 二、益气养血，健脾补虚

人体正气的强弱，由胃气决定，这与"脾胃为后天之本"有关。脾胃为后天气血生化之源，通过腐熟水谷，化生气血，运化精微，输布全身，充养诸气。各种致病因素损伤脾胃，化源不足，或脾不统摄，临床上可出现疲倦、乏力、心悸、面色苍白、下肢萎弱等症。阳明经多气多血，足三里为阳明经之合穴，灸之可补虚益气生血。现代医学研究亦证实，足三里对循环系统有良好的影响，对出血性休克的动物可起到促进血液循环、改善心脏功能的作用。

## 三、强健筋骨，通络止痛

足三里可治疗痹病、痿病。《素问·痿论》云："阳明者，五脏六腑之海，主润宗筋，宗筋主束骨而利机关也。""阳明虚，则宗筋纵，带脉不引，故足痿不用也。"又曰："治痿者独取阳明。"《素问·痹论》曰："痹在于骨则重；在于脉则血凝而不流；在于筋则屈不伸；在于肉则不仁；在于皮则寒。"而胃者，水谷之海，六腑之大源，脾胃为五脏六腑精气的源泉。艾灸足三里可调理气机，摄取水谷精华以充养脉道，起到通络止痛的作用。

## 四、防治未病，强身保健

常灸足三里，有防病治病、强身保健的作用。《江间式心身锻炼法》中记载："无病长寿法。每月必有十日灸足三里穴，寿至两百余岁。"《外台秘要》云："三里养先后天之气，灸三里可使元气不衰，故称长寿之灸。""凡人年三十以上，若不灸足三里，令人气上眼暗，所以足三里下气也。"意即人到三十岁，阳气渐衰，灸足三里可以补气壮阳，否则就会出现气短、两眼昏花的衰老现象。对于素体衰弱、精力不济，易于疲劳者，通过灸足三里可以达到强壮身体，养生保健之目的。《针灸大成》等医书中也有明确记载，常灸足三里，可以调和五脏六腑，使气血宣通畅达，能有效预防中风等病的发生。

# 第三节　身　　柱

《千金翼方》言："凡诸孔穴，名不徒设，皆有深意。"身柱（图5-3），顾名思义，身体之支柱也，属督脉，为督脉之脉气所发。该穴位于背部后正中线上，两肩胛骨之间，第三胸椎

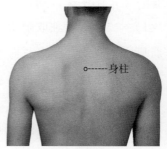

图5-3　身柱

棘突下，上承头颈部，通于脑髓，下接背腰部，穴下为胸腔肺脏所居之所，如同一承上启下的支柱，具有通阳气、理肺气、补虚损、解疗毒、宁神志之功效。

# 一、祛邪防病，促进发育

在养生灸中，日本习俗提倡婴儿期灸身柱，其法为小儿出生75天以后，如全身出疳疮或惊搐，则可在75天之内施灸，但出生后30天内不宜施灸。施灸时以小麦粒大的艾炷灸三壮左右，连续施灸两三日至十数日不等，并认为这样可以促进健康发育，因而几乎所有小儿都进行身柱灸。日本著名针灸家代田文志称身柱穴为"小儿万病的灸治点"。20世纪以后，随着日本医学科学日益发达，对于民间流传的保健灸法又进行了医学实验和临床试验。据东京小儿研究所砂田博士的研究报告，对人工喂养儿进行身柱灸的结果，比之不灸的孩子，显著发育良好，夜哭也在数日后痊愈。又如，日本的《和汉三才图会》记载："身柱为一般小儿常用的灸穴，二三岁的小儿如发现惊风之兆，此为必灸之穴。"山下玄门著的《养生新语》说："对小儿灸治之效，倍于成人。予常施行灸治，坚持不用药物，在眉间发现青筋，鼻下发赤溃烂，齿牙神色有异，或用手指搔下带有血色的头发时，倘在身柱、脊中灸治，只要隔了一夜，就有十分之八可以得到迅速治愈。"对于身柱灸的类似记载远不止于此。

## 二、息风止痉，宁神定惊

小儿大脑皮质的兴奋性低，受到外界刺激后，易疲劳而进入抑制状态，因此小儿大部分时间处于睡眠状态，又大脑皮层对皮层下中枢的控制能力薄弱，熟睡时易受惊吓，而神经髓鞘未完全形成，兴奋易于扩散，因此高热时易惊厥，即中医所说"肝常有余"，这也是小儿容易动风惊搐的原因。而身柱灸对小儿急慢惊风、癫痫、小儿麻痹症、脑发育不良等病有很好的防治作用。正如《百症赋》所说："癫疾必身柱本神之令。"另《针灸甲乙经》言："身热狂走，谵语见鬼，瘛疭，身柱主之；又癫疾怒欲杀人，身柱主之。"《针灸说约》载："身柱可治头、项、颈、背、肩疼痛，癫痫，暴怒以及小儿惊风。"《日用灸法》言："身柱穴在第三椎下，灸治癫狂、劳瘵、小儿惊痫、疝气。习俗称为身柱灸，小儿必灸者也。出生七十五日以后灸之。如若痄疮满身，或患惊悸，虽七十五日以内亦可灸之。"

## 三、健运脾胃，通阳化气

婴儿胃体呈水平位，胃肌尚未发育完全，贲门肌较弱，幽门肌紧张度高，故哺乳后每易吐乳；又由于消化吸收功能未发育完善，故易患消化不良、泄泻、食欲不振、营养不良等疾病，即中医所说"脾常不足"。而身柱灸具有通阳化气、补虚损的作用，对上述小儿疾患都有预防和治疗的功效。

## 四、补肺益气，止咳平喘

阳气者，精则养神，柔则养筋；督脉为"阳脉之海"，统摄全身阳气。肺主气、司呼吸、主皮毛、通调水道；肺俞穴位于足太阳膀胱经上，为肺脏之气输注于背之处，受督脉所调摄；身柱穴隶属督脉，为督脉之脉气所发，位于肺俞穴之间，对肺脏疾患以及由肺脏引起的相关疾患具有独特功效。对于感冒的预防与治疗、小叶性肺炎、肺门淋巴结核、哮喘、支气管炎、百日咳等，身柱均是其不可缺少的灸穴。《玉龙歌》云："忽然咳嗽腰背痛，身柱由来灸便轻。"《素问·刺热篇》亦云："三椎下间主胸中热。"

古时的身柱灸多用直接灸法，将艾绒搓成麦粒样细小艾炷，每次3~5炷。而现代则多用艾条温和灸，通常采取坐位（3岁以下小儿可以由一人抱着，另外一人施灸，协同操作来完成），头略向前低，将艾条的一端点燃，对准身柱穴，在距离皮肤3~4厘米处进行艾灸，并随时调整艾火距离，以皮肤红晕而不烫伤为度。一般每次灸10~15分钟，频率为隔日一灸，1周以后可改为每周灸2次或每周灸1次。临床上也可与其他腧穴搭配使用：易感冒者加风门、肺俞；哮喘者加大椎、风门、灵台；支气管炎加风门、肺俞、膻中；长期腹泻者加脾俞、天枢、命门、足三里。

注意事项：施灸时注意艾条与皮肤的距离，避免因温度过高烫伤皮肤，特别是小儿，皮肤娇嫩，不耐热，且不能及时准确地反应灼热的程度，因此艾灸时应格外小心。对于施灸材料的选择，小儿宜选用直径较小的艾条，且艾灸时间宜短，间隔时间宜长。

# 第四节 大 椎

　　大椎（图5-4）始见于《黄帝内经》，《素问·骨空论》曰："灸寒热之法，先灸项大椎，以年为壮数，次灸橛骨。"《素问·气府论》曰："大椎以下至尻尾及旁十五穴。"关于此穴命名，《经穴释义汇解》言："穴在第一椎上凹陷处，因其椎骨最大，故名大椎。"其定位记载始见于《针灸甲乙经》，"大椎，在第一椎上陷者中"，即位于第七颈椎棘突下凹陷中。大椎穴有治疗诸虚劳损的作用，故在《针灸大全》等书中又名"百劳"，而在《循经考穴编》中还有一别名为"上大杼"。

　　李时珍在《奇经八脉考》中提到，督脉"为阳脉之总督，故曰'阳脉之海'"。背为阳，大椎为督脉本经穴，位居背之极上而为阳中之阳。据《针灸甲乙经》载："为三阳督脉之会。"即手足三阳经与督脉之交会穴，故内可通行督脉，外可流走于三阳，除能调节督脉本经

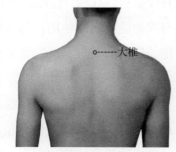

o------大椎

图5-4 大椎

经气外，还可调节六阳经经气，泻之可清泻诸阳经之邪热盛实、通督解痉，补之灸之可壮全身之阳、固卫安营。

# 一、益气升阳，清心宁神

历代医家素有"病变在脑，首取督脉"之说。《难经·二十八难》曰："督脉者，起于下极之俞，并于脊里，上至风府，入属于脑。"脑为元神之府，且为髓之海，故督脉与脑、脊髓等关系相当密切。督脉能通调髓海，疏通脑络，督脉空虚不能上荣充脑，髓海不足，则头昏头重、眩晕、健忘。大椎属督脉穴位，是手足三阳经与督脉的交会穴，是阳气的集中点或窗口，犹如上下内外的中转站或枢纽，可代表督脉调节诸阳经之上传下达，完成统率协调脏腑经络功能活动的作用。艾灸大椎穴，灸感可直达病所，对眩晕、中风、健忘、痴呆等脑部疾病取效甚捷。现代研究亦证实艾灸大椎可以改善大脑血液循环，扩张脑血管，改善微循环，激发脑神经细胞的修复功能，使受损的神经功能得以恢复，因而对脑病有很好的治疗效果。

# 二、疏风散寒，解肌发汗

大椎穴为治疗外感病症的有效穴，用于发热恶寒、头项强痛等症。如《针灸甲乙经》所言："伤寒热感烦呕，大椎主之。"《千金要方》载："若脊强反折，灸大椎，并灸诸脏俞及督脊当中。"当致热原作用于体温调节中枢时，艾灸大椎穴能影响体温调节中枢，在中心体温上升初期顺应体温调定点的移位，促进移位的体温调定点早期到达定准的核温水平，并在体温调定点上移早期得到控制后，迅速转入下移，提早进入退热期，使产热相对减少。同时，艾灸大椎穴产生的退热及改善微循环的作用，使收缩的皮肤浅层血管舒张，散热加强，从而缩短发热过程。即艾灸大椎穴可明显缩短恶寒持续时间，降低发热最高体温，明显减轻患者的自觉症状。

## 三、和解少阳，解毒截疟

大椎穴为治疗疟疾之"寒战、壮热、汗出，休作有时"的常用穴。早在《素问·骨空论》就有"灸寒热之法，先灸项大椎"的记载，而寒热乃疟疾的主证，即确立了大椎穴治疟的重要作用和地位。《黄帝明堂灸经·背人形第三》亦云："大椎一穴，在项第一椎下陷者中，灸七壮。主五劳虚损，七伤乏力，痃气背膊间闷，项强不得顾，及疟久不愈也。"宋代《普济方·针灸门·疟论篇》指出疟疾灸治的时间及灸治剂量："凡灸疟者，必先问其病之所未发者，先灸之。从头项发者，于未发前预灸大椎尖头，渐灸过时止；从腰脊发者，灸肾俞百壮；从手臂发者，灸三间；又灸上星及大椎，至发时令满百壮。"即灸治疟疾先要问清楚发作与休止的时间，且根据发病起始部位选定穴位，并在疟发前施灸，直至发作过后方停止，同时要求灸治要足量，甚至发作前要灸满百壮。600多年前的日本医学家梶原性全在《万安方·卷第十·诸疟灸法》篇中，开篇即引用《严氏济生方》

对疟疾的治法："《严氏方》云治疟疾之不愈，不问男女，于大椎中第一骨节尽处，灸三七壮，立效。"明确指出大椎作为治疟的主穴，同时给出了判定疟疾疗效的方法："自发前及发期灸之，忍楚痛，汗出寒战不现，必愈。"即言灸治后若有汗出，且不再出现寒战症状，就可预期判断其良好的疗效。

# 第五节　中　　脘

中脘（图5-5）为任脉穴，又名"中管""胃脘""太仓""上纪"，"中"即中间，"脘"即胃脘，空腔也。此穴当胃小弯，即胃脘之中部处，不仅是位于人体前部的正中线上，而且相对于上脘、下脘二穴而为中也，故名"中脘"。具体而言，其位于人体前正中线，脐上4寸处，为手太阳、手少阳、足阳明、任脉之会穴，胃之募穴，腑之会穴。中脘是治疗消化系统病症的常用穴，有和胃气、化湿滞、理中焦、调升降的作用。

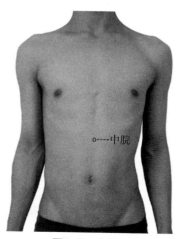

○----中脘

图5-5　中脘

## 一、健脾和胃，调中散寒

中脘为胃之募穴，足阳明胃经"下膈，属胃络脾"，其经别"属胃，散之脾，上通于心"；足太阴脾经"属脾络胃……复从胃别上膈，注心中"，其络脉"入络肠胃"，"太阴根于隐白，结于太仓"。这些经脉循行均与胃有密切关系，这就决定了中脘可用于治疗脾胃之疾。《循经考穴编》载中脘主治"一切脾胃之疾，无所不疗"。《扁鹊心书》曰："呕吐不食，灸中脘五十壮。"《针灸甲乙经·卷八》载："胃胀者，中脘主之，亦取章门。"《针灸资生经》载："凡饮食不思，心腹膨胀，面色萎黄，世谓之脾胃病者，宜灸中脘。"临床实践亦表明，灸中脘具有温补脾胃、温中散寒、补益气血、扶正祛邪的作用，是治疗脾胃虚弱、寒邪伤中、气血亏虚以及久病正不胜邪的要穴。

《脾胃论》曰："历观诸篇而参考之，则元气之充足，皆由脾胃之气无所伤，而后能滋养元气；若胃气之本弱，饮食自倍，则脾胃之气既伤，而元气亦不能充，而诸病之所由生也。"亦即脾胃强则体健，脾胃弱则体弱。正如王乐亭老先生所言："脾胃气伤，养人之五气五味，皆不能运行五脏六腑、四肢经脉，病从此生。"可见灸中脘不仅可以治疗脾胃系疾病，还可以用于其他疾病的防治。

## 二、温中益气，降逆止呃

呃逆，现代医学认为是膈肌痉挛所致，常可单独发生，也可见于某些急慢性疾病的过程中。中医理论认为该病是由于饮食不节、过食生冷、情志不遂等，使胃气不得下降，反逆于上而导致喉间呃声连连、不能自制的一种病症。轻者持续数分钟不治自愈，重者持续数小时，更甚者呃逆昼夜不停，并影响饮食和睡眠。《千金要方·肺脏方·气极第四》说："腹中雷鸣相逐，食不化，逆气，灸上脘下一寸，名太仓，七壮。"灸中脘，不仅能鼓舞人体胃气，使胃气降而呃逆止，同时灸法的运用可起到温补阳气、协气海以助摄纳的作用。

## 三、畅达气机，养血安神

失眠，又称"不寐""不得眠""不得卧""目不瞑"，是指以经常不能获得正常睡眠为特征的一种病症，轻者难以入睡，或多梦容易惊醒，醒后不能再睡，重者彻夜不得眠。本病多因情志不遂、气机郁滞所导致。气郁日久，耗伤阴血，血不养心，心失所养则神失所安，以致心神不宁，脏腑功能失调。《素问·逆调论》说："胃不和则卧不安。"《张氏医通·不得卧》中有"脉滑数有力不得眠者，中有宿食痰火，此为胃不和则卧不安也"的记载。中脘为上、中、下三焦之枢纽，可通调三焦气机，打通人体枢纽，使气血调达、阴阳调和而神有所安。另外，脾为"后天之本""气血生化之源"，中脘为胃之"募穴""腑之会"，灸之可疏利中焦气机，使上逆的胃气得以下降，浊气不再上扰心神而卧安，同时还可使脾胃健运，化生气血以充养心神而安睡。

## 四、补益气血，助孕安胎

中脘为任脉之穴，而任脉起于胞中，在循行中多次与手足三阴经及阴维脉交会，故为"阴脉之海"，既可调节生理，又有孕育胎儿的功能。同时中脘为"胃之募""腑之会"，且胃与脾纳运相合，升降相因，燥湿相济，而脾又为人体精、气、血、津液生化之源，因此脾气健运，水谷得化，则后天之精充盈，血有所化源则血液充足，才能发挥奉养五脏六腑、四肢百骸、皮毛腠理的作用并可源源不断下输于肾，滋养先天之精，使之充盈旺盛，以主持人体生长发育和生殖。另外，"怀孕的人不能灸腹部"，是古书上所载，但中脘却是必灸的穴位，因其能减轻恶阻，常灸可使生产顺利。

## 五、疏肝理脾，消痰解郁

郁证多因情志不畅，肝失条达，气失疏泄，肝气郁结，肝木乘土，脾失健运，生湿聚痰，痰气郁结于胸中所致。中脘为胃之募穴，治痰要穴之一。足厥阴肝经循行"挟胃，属肝，络胆"，故取中脘，可疏泄肝胆，调理三焦，健脾理气，消痰解郁。如《扁鹊心书》言："妇人无故风搐发昏，灸中脘五十壮。"《皇汉医学》亦言："治郁证，中脘与上脘、脾俞、膏肓、足三里配用。"

## 六、温补脾胃，运转中轴

中脘穴是胃的募穴，也是脾经经气归结之处，因此中脘穴具有健脾胃的功能。人体在腹部的全息影像酷似一只伏在前腹壁上的神龟，其颈部从两侧商曲穴处伸出，其头部伏于中脘穴上下。其中，脾胃为人体的中轴，肝、肾、心、肺是人体的四轮，中轴运转正常，则四轮升降正常。根据腹部的全息分布特点，定位取穴治头面五官疾病时以中脘、阴都等周围的穴位为主，文献中亦有以中脘为主穴治疗过敏性鼻炎、颈性眩晕、失眠、上胞下垂、头痛等头面五官病症的报道。这些疾病的病机都有共同的特点——脾胃虚弱。因此温灸中脘，既针对病位治疗，又针对病机治疗，还运转了中轴，故能达到良好的治疗效果。

## 七、其他方面

《玉龙赋》曰："中脘治九种心痛。"

《扁鹊心书》曰："灸中脘五十壮，六脉复生。"

《扁鹊心书》曰："若脾虚发搐，或吐泻后发搐，乃慢惊风也，灸中脘五十壮。"

《扁鹊心书》曰："一妇人病痫已十年，亦灸中脘五十壮愈。凡人有此疾，唯灸法取效最速，药不及也。"

# 第六节 关　　元

关元（图5-6），又名
"丹田""三结交"，此处藏
先天之元气。《难经·六十六
难》曰："脐下肾间动气者丹
田也，丹田者人之根本也，精
神之所藏，五气之根元。"
《医经精义》云："元阴元
阳交关之所，即先天之气海
也。"《灵枢·寒热病》说：
"三结交者，阳明、太阴也，

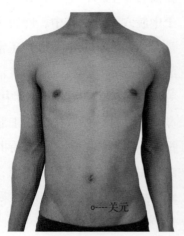

o---- 关元

图5-6　关元

脐下三寸关元也。"关元之"关"，为关口，"元"为先天
之元气。关元穴是任脉经穴，位于人体前正中线，脐下3寸，
为小肠经募穴，又是任脉与足三阴经交会穴，为先天之元气
与元阴元阳交关之所，为男子藏精、女子蓄血之处，是治疗
泌尿、生殖系统疾患以及养生保健的重要穴位。

## 一、补肾培元，缩尿止遗

《圣济总录》曰："关元穴灸一七壮，主转胞不得小
便。"癃闭主要是由于膀胱、三焦气化不利所致，关元能温

补下焦，激发潜在经气，鼓舞膀胱气化，使膀胱之水化气上升布散全身，从而达到启闭利尿的功效。《席弘赋》言："小便不禁，关元好。"遗尿多由肾气不足、下元不固、膀胱约束无权所致，治应以补肾为主。肝肾经及任脉行于少腹，关元能调和足三阴、任脉经气，培肾固本，补益元气，使膀胱开阖有时，遗尿停止。由此可见在尿液启闭方面有着双向调节作用。

## 二、固摄冲任，调经止血

　　妇科疾病的发生与任冲二脉及胞宫密切相关，冲任二脉及二阴经均循于少腹而结于阴，故关元灸具有调节冲任二脉之气，固摄经血，促进子宫收缩，止痛、镇痛，减少宫腔出血的作用。《脉经》曰："脉来紧细实长至关者，任脉也，动苦少腹绕脐下，引横骨、阴中切痛，取脐下三寸。"《灵枢·寒热病》云："妇人身有所伤，出血多……取其小腹脐下关元穴也。"《针灸甲乙经》云："胞转不能溺，少腹满，女子绝子，衃血在内不下，关元主之。"

## 三、益气固本，回阳救急

　　《针灸甲乙经》曰："奔豚寒气入小腹，时欲呕，伤中溺血，背脐痛，腹中窘急欲凑，后泄不止，少腹满……关元主之。"《肘后备急方》亦云："治霍乱绕脐痛急者，灸脐下三寸，三七壮，名关元，良。"说明艾灸关元能治诸虚百损，具有益气固本、回阳救逆之功效。现代研究表明，灸关元对失血性休克、血流动力学紊乱者有一定的调理作用，并能增强其克服氧运输障碍的能力。因而在输血补液条件暂不具备的情况下，应用于抢救患者，争取时间和延缓休克均具有一定的临床实用价值。

## 四、调和脏腑，抗衰延年

《扁鹊心书》说："保命之法：灼艾第一，丹药第二，附子第三。人至三十，可三年一灸脐下三百壮；六十，可一年一灸脐下三百壮，令人长生不老。"关元穴是保健、长寿穴，经常施以灸法可以调节体内气血，保证肝、肾、脾三经的协调舒畅，提高机体防御功能，抑制机体内过氧化物的生成，延缓衰老，增强机体免疫力，达到抗衰老的作用。

## 五、温中止泻，涩肠固脱

《千金要方》曰："关元，太溪，主泻痢不止。"《针灸大成》亦言："大便不禁，丹田、大肠俞。"关元为小肠之募穴，对于消化不良、泄泻、腹痛等疾病有较好的效果。募穴是脏腑经气汇集之处，取大、小肠之募穴天枢、关元可使脾胃功能恢复正常而起到调理肠道运化和传导功能的作用。

# 第七节 气 海

气海（图5-7）之名出自《针灸甲乙经》，别名"脖胦""下肓"等，在下腹部，前正中线上，脐下1.5寸。"气"，人体之元气，"海"，汇聚也，穴居脐下，为人体先天元气汇聚之处，男子生气之海。此穴有培补元气，益肾固精，补益回阳，延年益寿之功。《圣惠方》云：

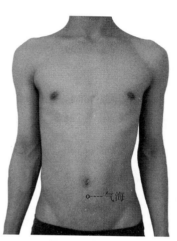

图5-7 气海

"冷病面黑，肌肤羸瘦，四肢力弱，小腹气积聚，奔豚腹坚，脱阳欲死，不知人，五脏气逆上攻也。"《铜人腧穴针灸图经》云："脐下冷气上冲，心下气结成块，状如覆杯，小便赤涩，妇人月事不调，带下崩中，因产恶露不止，绕脐疞痛……脏气虚惫，真气不足，一切气疾久不瘥。"《针灸大成》云："主治下焦病，阴虚，真气不足。"《经穴图考》云："凡脏气惫，一切真气不足，久疾不瘥者，悉皆灸之。""百病皆生于气"，人体脏腑功能活动正常与否和气密切相关，因此，凡与气之升降出入及虚弱密切相关的疾病，均可取气海穴。

# 一、调补元气，养生延年

《针灸资生经》言："气海者，元气之海也，人以元气为本，元气不伤，虽疾不害，一伤元气，无疾而死矣。宜频灸此穴，以壮元阳，若必待疾作而后灸，恐失之晚也。"气海系生气之海，元气之所汇，而为全身保健名穴。古人所说的"气海一穴暖全身"，就是强调这个穴的保健养生作用。据《旧唐书》载：公度年八十余，步履轻便，人问其养生之术时云："吾初无术，但未尝以元气作喜怒，气海常温耳。"气海为补元气之要穴，灸之可鼓动元气，滋荣百脉，总调下焦气机，对体虚气弱、元阳不足者尤为适宜。古人强调保养元气，常无疾而灸。气海灸以冬春之交为宜，因冬春之交天地俱生，万物以荣，气海为生气之海，此时灸之，可助春季升发之气，固真元，逐陈阴，合脏气藏生之机。"春灸气海，秋灸关元"，如此顺应天时而养生，有调理阴阳、引气归元、回阳救绝续命之功。

# 二、补肾培元，化气利水

尿潴留属中医"癃闭"范畴，《景岳全书·癃闭篇》指出："小便不通是为癃闭，最危最急症也。"《素问·灵兰秘典论》云："膀胱者，州都之官，津液藏焉，气化则能出矣。"本病多因膀胱经脉受损，经气郁闭，气机不畅，下焦功能失用而致。尿潴留严重者，可导致膀胱过度膨胀和永久性逼尿肌损伤。"腧穴所在，主治所在"，气海位于腹部正中线膀胱区域，为治疗癃闭之要穴。灸之能温阳固肾、培补元气，激发潜在经气，使气纳下焦，恢复膀胱开阖之能，小便通利，则癃闭得除。艾灸气海，使气至病所，以灸感到达下腹及会阴，患者下腹及会阴部出现收缩感为佳。

## 三、宣畅气机，调节升降

《素问·举痛论》有言："百病生于气。"气机逆乱，则百病始生，如《素问·举痛论》中提到的"怒则气逆，甚则呕血及飧泄，故气上矣……寒则腠理闭，气不行，故气收矣。"《针灸大成》论气海为"男子生气之海"，《医学入门》则认为其"主一身气疾"，《金针梅花诗钞》云："气海脐下一寸五，百损诸虚无不主，一切气疾久不瘥，阴盛阳虚功效著。"气海与肺气息息相关，为腹部纳气之根本。腹式呼吸全赖气海鼓盈，乃有吐纳，如气海处不吸收，则中气不能下达于脐下。因本穴为气之所归，犹百川之汇海，能助全身百脉畅通，凡气之所至，血乃通之，即中医所云"气为血之帅"，所以凡人身之气机升降失调，皆可取气海穴宣通涩滞，使升降复其常度，则可消除郁结与气逆上冲所致之各种症状。如胃肠虚弱之人灸气海可调和气机，使脾气得升，胃气得降，气行和畅，而胃脘胀满不舒、呃逆不止、嗳气连声、反胃呕恶等症皆除。对于中气下陷不能升提之胃下垂，气海灸有补中益气之功。对于元气虚弱失于固摄之子宫脱垂，气海灸有益气固摄之效。

# 第八节 三 阴 交

三阴交（图5-8），最早出自
《针灸甲乙经》，属足太阴脾经，
为足太阴、足厥阴、足少阴三经交
会穴，别名"承命""太阴""下
之三里"，在小腿内侧，当足内
踝尖上3寸，胫骨内侧缘后方。三
阴交有健脾和胃、疏肝理气、调理
冲任、益肾填精、通经活络之功，
统治脾、肝、肾三阴经所主疾病。

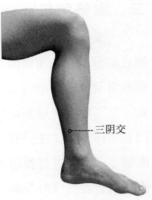

三阴交

图5-8 三阴交

《金针王乐亭》云："三阴交滋阴、健脾、助阳。为治血之
要穴。"《中医学解难·针灸分册》云："三阴交，健脾，
益肾，疏肝，理血。"

## 一、调理冲任，益气养血

女子以肝为先天，肝主疏泄、主藏血，脾主统血，肾主
藏精，精血同源，而三阴交为肝、脾、肾三经的交会穴，这
就决定了三阴交为精血之穴。妇女解剖上有胞宫，生理上有
经带胎产乳等特点，胞宫是主月经和孕育胎儿的主要器官，
而气血是妇女月经、带下、胎孕、产育、哺乳的物质基础，

妇女以血为主，赖气为用。月经、胎孕、产育、哺乳等均易损耗血液，故妇女体内经常处于一种"血少气多"的状态。正如《灵枢·五音五味》所说："妇人之生，有余于气，不足于血，以其数脱血也。"妇女血少气多，肝失所养，肝气易动，气血失调，导致经、带、胎、产、乳诸病，故历代擅治妇科病者，多以三阴交为要穴。

三阴交还与奇经八脉关系甚为密切。冲、任、督三脉皆起于胞中，带脉则环腰一周，络胞而过，与胞宫关系密切。且冲为血海，任主胞胎，而肝经过阴器，足太阴之筋聚于阴器，足少阴之筋并太阴之筋而上结于阴器，此三阴经通过三阴交和任脉之关元、中极相联系沟通，且胞胎为肝肾所主，所谓"三脉隶于肝肾"是也。因此，奇经八脉的病变均与三阴经关系密切，其在生理上互相调节，病理上互为影响，故在治疗上通过三阴交可调理冲任督带，从而作用于经带胎产乳。《医宗金鉴》中载：三阴交主治"月经不调，久不成孕，难产，赤白带下，淋漓"，提示三阴交治疗妇科病有着独特的优势。

《针灸大成》中载有"禁针穴歌"："孕妇不宜针合谷，三阴交内亦通伦。"《针灸集成·禁针灸》亦有：此处去除"三阴交，妊娠不可针，针之堕胎"的记载。可见三阴交一直被古人视为妊娠禁针穴。

## 二、健运脾胃，渗湿止泻

《脾胃论·脾胃盛衰论》言："百病皆脾胃生也。"

三阴交属足太阴脾经，足太阴脾经的经脉循行"入腹属脾，络胃"，且足太阴脾经的络脉也入脾胃（"其别者入络肠胃"），故三阴交擅长治疗消化系统疾病。治疗时可单独使用，如《针灸大成·心脾胃门》曰："脾病溏泄：三阴交。"因此，对于脾虚引起的大便溏薄、水泄等单独使用即可奏效。现代医学表明，三阴交能够引起肠下部及直肠蠕动，故可用于治疗消化系统疾病。

## 三、温补脾肾，利尿通淋

泌尿系统疾病的发生主要是因脾气不足，肾元亏损，气机郁滞等以致气机失调，脾失运化，肾及膀胱气化功能障碍。三阴交可以振奋脾肾气机，温补下焦元气，鼓舞膀胱气化，三脉并调，畅达气机。《诸病源候论》云："因产动气，气冲于胞，胞转屈辟，不得小便故也。"膀胱与肾相表里，刺激三阴交可升高尿潴留患者膀胱内压力，促使膀胱肌收缩，出现排尿。《针灸大成·续增治法杂病》曰："淋：属热，热结，痰气不利，胞痹为寒，老人气虚。灸三阴交。"因而治疗淋证可独取三阴交而灸之，以补益肾气。另外，足太阴脾经的经筋"聚于阴器"，故三阴交可治疗阴部疾患。

## 四、调和五脏，安神助眠

随着人们生活节奏的加快，失眠的发病率有逐年增高的趋势。正常的睡眠有赖于脏腑功能的正常运行。《素问·病能论》曰："人有卧而有所不安者……脏有所伤，及精有所之寄则安，故人不能悬其病也。"由此可知，五脏功能失调会导致不寐的发生。有学者认为，若要获得良好的睡眠，五脏功能必须平和有制，五脏之气太过或不及，都会影响到阴阳出入而出现睡眠异常。可见，失眠之根当责之于五脏，而神不安为其标。《素问·灵兰秘典论》中说："心者，君主之官，神明出焉。"心乃五脏六腑之大主，正所谓"心藏神，神安则寐，神不安则不寐；肝藏魂，魂安则寐，魂不安，则寐不宁"，可见不寐的病因与心肝密切相关。此外，《素问·逆调论》曰："胃不和则卧不安。"《古今医统大全·不寐》载："肾水不足，真阴不升而心阳独亢，亦不得眠。"可见，失眠病位在心，但是肝、脾、胃及肾等脏腑功能失调也是引起失眠的重要原因，因此在治疗失眠时当调理脏腑、宁心安神。三阴交是肝、脾、肾三条经脉之所会，因此能够调理肝、脾、肾三脏，具有和胃降浊、疏肝健脾、交通心肾的作用，从而使脏腑各司其职，心宁而神安。

## 五、其他方面

### （一）益气养血，通络止痛

《针灸聚英》言："经脉闭塞不通，（三阴交）泻之立通。"肝主筋，肾主骨，乙癸同源，而三阴交乃三阴经经气汇通之处，骨健筋强自无虞样。脾主肌肉，《灵枢·大惑论》言："肌肉之精为约束。"三阴交可健脾益胃，升举阳气，气血化生之源充足则筋肉得其濡养。另外，中医讲"不通则痛"，《素问·阴阳应象大论》云："卫气不行，则为不仁。"《灵枢·经水》云："经脉者，受血而营之。"三阴交是足三阴经交会穴，可调三阴经之营气，以行气血，营养周身，从而使经脉得营气而通，通则不痛。

### （二）疏肝理气，消肿散结

疝气多由于气血亏虚、饮食生冷，耗伤脾胃阳气，阴寒内生，或外感热邪，客于足厥阴肝经，导致津液输布不畅，聚而成疝。《针灸大成·灸小肠疝气法》即有记载："若小肠卒疝，脐腹疼痛，四肢不举，小便涩滞，身重足痿。三阴交二穴，在足内踝骨上三寸是穴，宜针三分，灸三壮，极妙。"故治疗时取足三阴经的交会穴三阴交，可调肝理气、散结消肿，并用灸法以增强活血散滞之功。

### （三）疏肝利胆，理气消痰

水饮停滞于胸胁，瘀久化痰而致时时胁痛，病位在肝胆，《针灸大成·腹痛胀满门》载有"痰癖腹寒：三阴交"。因而，治疗胁痛可独取三阴交，以疏肝理气、利胆化痰。

# 第九节　膏　肓

膏肓（图5-9）一词最早见于《左传》，晋景公患病请医缓医治，医缓认为其病在"肓之上，膏之下，攻之不可，

达之不及，药不至焉，不可为
也"。后人以"病入膏肓"表
示患者病情险恶，已无法医治。
在中医典籍里膏与肓最早见于
《灵枢·九针十二原》中："膏
之原，出于鸠尾，鸠尾一。肓之
原，出于脖胦，脖胦一。"膏肓
有三种含义：

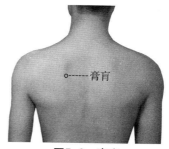

**图5-9　膏肓**

（1）指体内的实体结构。《左传》与《灵枢》皆认为膏
肓为人体的实体结构，且膏与肓的部位不同。有学者认为膏
肓应为鬲肓，鬲为胸腹的间隔部位，而肓则为腹内脏腑外围
的包膜。

（2）指一种病症。《肘后备急方》云："膈中之病，名
曰膏肓。"《扁鹊心书》云："肺寒胸膈胀，时吐酸，逆气
上攻，食已作饱，困倦无力，口中如含冰雪，此名冷劳，又
名膏肓病。"《千金宝要》云："膈气为膏肓。"

（3）指穴位名称，即位于人体后背足太阳膀胱经上的膏
肓穴。该穴位于背部，当第4胸椎棘突下，旁开3寸。

唐代医家孙思邈最早提出了膏肓灸法，《千金要方》
云："膏肓俞，无所不治，主羸瘦虚损，梦中失精，上气咳
逆，狂惑忘误。"并详细描述了膏肓俞三种不同体位的取穴
法，同时指出："时人拙，不能求得此穴，所以宿疴难遣，
若能用心方便，求得灸之，无疾不愈矣。"

南宋时期，庄绰编撰《灸膏肓腧穴法》一书，此书是

中医史上第一部膏肓灸专著。此书在孙思邈《千金要方》和北宋王惟一《铜人腧穴针灸图经》的基础上，进行了大量总结，丰富了膏肓取穴方法的内容，辅以图示，图文并茂，方便了取穴定位，同时保留了膏肓灸的重要医案。作者提出了具体的灸后补养方法，指出灸后宜食温软羹饭，毋食生冷油腻及鹅鱼虾等发物，灸后阳气康盛，然勿以阳气乍盛辄犯房事，又指出膏肓灸过量可能引起不适，同时提出了解决方法："如觉气壅，可灸脐下气海、丹田、关元、中极四穴中一穴，又当灸足三里，引火气以实下。"因此艾灸足三里、气海，其壮数必然较少，不适症状缓解后自可停灸。若艾灸膏肓后未出现不适，则不必灸足三里、气海。至此，膏肓灸法已趋完备，后世医家研究膏肓灸多宗此书。

## 一、温肾补虚，益气扶阳

《灸法秘传》云："如五劳七伤，诸虚百损而患血者，灸其膏肓，弗可缓也，咳嗽日久成劳者，灸膏肓弗误。"《杂病广要》云："若积日既久，变成劳疟者，宜灸膏肓，有贵人久患喘，夜卧不得而起行，夏月亦衣夹背心予知是膏肓病也，令灸膏肓而愈。"周楣声在《针灸穴名释义》中云"此穴无所不主"，又指其为"助长正气之门"。膏肓灸具有补虚的作用，因膏肓穴位于膀胱经，膀胱经络肾属膀胱，膀胱与肾互为表里，肾藏元阴元阳，是人身元气之根。元气健旺则精力充沛，邪不入侵。膏肓灸用于补虚，一般壮数较多，《刺灸心法要诀》云："膏肓穴，主治诸虚百损，五劳七伤，灸七七壮至百壮。"《针灸玉龙经》云："虚羸，有穴是膏肓，灸之千壮亦无妨。"可见，膏肓灸用于补虚可以成百上千壮，然庄绰有艾灸膏肓后气壅于上之说，所以具体还应视患者的情形而定。

## 二、宣肺化痰，通调水道

《针灸资生经》云："痰涎等证，不一而足。唯劳瘵有痰为难治，最宜灸膏肓穴，壮数既多，当有所下，砉砉然如流水之状，盖痰下也。"膏肓与肺相近，且与善治肺病之魄户相邻，肺司呼吸，主一身之气，又主宣发肃降，通调水道，故艾灸膏肓可温肺益气，治疗久咳痨瘵等病。

## 三、养血补心，调节神志

《灸法秘传》云："凡有一切虚损劳瘵，及至形神大惫，唯灸膏肓穴，可冀挽回，否则无救矣。"左侧膏肓与心相近，且与心之神堂穴、心包之厥阴俞相邻，心主神明，又主血脉。《黄帝内经》云："血气者，人之神。"故艾灸膏肓可益血而调节神志。

## 四、补肾益精，养血安胎

《急救广生集》云："膏肓穴在脊骨四柱下，近五柱两旁各开三寸。治五劳七伤，身形羸瘦，男子失精，女子失血，骨蒸咳逆，怔忡健忘等症，以致无嗣。灸之，百病俱愈，交接即孕。"由上分析可知，膏肓穴位于膀胱经，膀胱

第五章　艾灸穴位赏析

经络肾属膀胱，膀胱与肾互为表里，肾藏元阴元阳，主生殖，故膏肓灸可助孕。

## 五、升阳益气，缓解疼痛

北宋琼瑶真人《针灸神书》云："浑身疼痛要升阳，气上提搓仔细详，若筋疼痛宜汗法，膏肓多灸莫针良。"北宋王执中《针灸资生经》云："久嗽最宜灸膏肓穴。""或背上先疼，遂牵引肩上疼者，乃是膏肓为患。千金外台固云按之自觉牵引于肩中是也，当灸膏肓俞，则肩背自不疼矣。"经脉所过，主治所及。膏肓穴在人体后背上部，靠近肩胛骨，处纯阳之地，灸之可提升人体阳气，治疗肩背疼痛。

# 第十节　涌　　泉

涌泉（图5-10），别名"地冲""地衢""蹶心"，为足少阴肾经井穴。本穴最早见于《灵枢·本输》："肾出于涌泉，涌泉者，足心也，为井木。"该穴位于足底部，蜷足时足前部凹陷处，约当足第二、三趾趾缝纹头端与足跟连线的前三分之一与后三分之二交点上。涌泉穴居足底，是足少阴肾经的井穴，乃人体升降之要穴，《标幽赋》中记载，涌泉乃"天地人"三才穴之地穴，与百会共用可起到调整升降、协调阴阳之功。涌泉具有滋阴降火、开窍宁神、降逆纳气、引热下行、清上实下、交通心肾、滋水涵木、平肝潜阳、疏通经络、行气活血等作用，故能治内、儿、妇、急症等科的多种疾病。正如《针灸资生经》所记载："针灸于诸穴皆分主之，独于膏肓、三里、涌泉特云治杂病是三穴，无所不治也。"

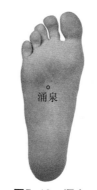

图5-10　涌泉

# 一、交通心肾，安神助眠

　　失眠通常指对睡眠的质和（或）量不满足并影响日常社会功能的一种主观体验。长期失眠对日常生活和工作会产生严重的不良影响，甚至会导致恶性意外事故的发生。《景岳全书·不寐》云："不寐者，病在阳不入阴也。"从理论上讲，失眠病位多在心。《灵枢·经脉》记载："肾足少阴之脉，起于小指之下，邪走足心，出于然骨之下……其支者，从肺出，络心，注胸中。"可见，心与肾在经脉循行上密切相关，肾水不足，阳气难潜入，则易生虚火，虚火上扰心神，故而失眠。从阴阳的角度来看，《中藏经·论肾脏虚实寒热生死逆顺脉证之法》载："肾者，精神之舍，性命之根……"郑钦安曰："下部属肾，肾通于两脚心涌泉穴，先天之真阳寄焉，故曰'阳者，阴之根也'。"先天一点真阳乃原动力，此火一动，四维升降各循其道，生命欣欣向荣，此火一熄，阳根被拔，生命终结。长期失眠必将耗损人体之阳气，"阳不嫌多，以潜为贵"。艾灸涌泉可激发肾经经气，滋阴补肾，引火归原，心肾既济，使阳入于阴，寤寐得安。

## 二、滋水涵木，降压止眩

高血压常表现为巅顶头痛、眩晕，与肝肾关系最为密切。《素问·五脏生成》云："是以头痛巅疾，下虚上实，过在足少阴巨阳，甚则入肾。"文中指出了巅顶痛的根本病因是肾虚于下，邪气实于上。足厥阴肝经循行上达于巅，故巅顶痛又称为"厥阴头痛"。这是由于此处去除肾阴不足，阴不制阳，水不涵木，使虚阳循经上攻，犯扰精明之府，而见巅顶痛。《石室秘录·偏治法》曰："如人病头痛者，人以为风在头，不知非风也，亦肾水不足而邪火冲于脑，终朝头晕，似头痛而非头痛也，若止治风，则痛更甚，法当大补肾水，而头痛头晕自除。"肝为刚脏，五行属木，主升、主动，具有升腾一身阳气，调畅气机的作用。若肝气疏泄太过或肝阴不足，则易表现为肝阳上亢之巅顶头痛。肾经属水，涌泉为井木穴。肾属水，肝属木，为母子之脏，乙癸同源。涌泉穴性属木与肝同气相求，通过艾灸涌泉，调理肾气，激发肾脏"滋水涵木"之效，以达养肝阴之果，共同制约肝阳，以使肝阳不亢，获血压下降，头痛、眩晕索解之效，体现治本之法。

## 三、滋养肝肾，引血下行

鼻衄并非独立的病症，除鼻部疾患外，全身多种疾病均可有此症状，主要因肺胃蕴热，肝阳素盛，邪热灼伤鼻窍脉络，迫血外溢所致。《诸病源候论·虚劳鼻衄候》曰："劳伤之人血虚气逆，故衄。"《病因脉治·衄血论》亦云：
"内伤衄血之因，或房劳伤肾，阴精不足，水中火发；或恼
怒伤肝，肝火易动，阴血随火上升，错经妄越，则内伤衄血
之症作矣。"《景岳全书·血证衄血论治》在论及内伤衄血
时，认为以阴为多，治此类衄血"当专以补阴为主，若有微
火者，自当兼而清之，以治其标"。《千金翼方》中提道：
"鼻衄不止，灸涌泉二穴百壮。"涌泉，乃肾经经气始发之
处，肾为水脏，属阴。若肾阴不足，不能滋养诸阳，则阳浮
于上，阴虚于下。艾灸涌泉穴治疗鼻衄乃上病下取，引血下
行之法，为治病求本。

## 四、滋肾润肺，舒利咽喉

慢性咽炎是由于多种病因引起的咽部黏膜、黏膜下及
淋巴组织的弥漫性炎症反应，属中医"喉痹"范畴。喉司呼
吸属肺，咽连食道属胃，足少阴肾经"入肺中，循喉咙，挟
舌本"（《灵枢·经脉》），故肾脏阴阳失调也可引起咽喉
疼痛。其病机多为肾阳不足，阴阳不可互根互用，使无根肾
火上越，不安于位，妄浮向上，不能温煦命门。秦伯未《中
医临证备要》明确载有："假如咽喉微痛，不红不肿，手
足不温，脉象微弱，亦属虚火喉痹，由于阳虚而无根之火上
扰，宜用桂附八味丸引火归原。"名医干祖望曾警诫世人：
"（慢性咽炎）真正属阴虚者，十无二三。"《针灸甲乙
经》云："喑不能言，合谷、涌泉主之。"《针灸资生经》
云："喉痹哽咽，涌泉、然谷。"涌泉为足少阴肾经的井

穴，位于人体的最下部，取其上病下治、引导上越之火循经下行之意。灸涌泉穴，热力与肾火同气相求，使上越的肾火向下，退回命门，发挥其原有的温煦作用。

## 五、温肾益精，暖宫助孕

《针灸大全·灵光赋》载："足掌下去寻涌泉，此法千金莫妄传。此穴多治妇人疾，男蛊女孕两病瘥。""男蛊女孕"自古为难以攻坚的生殖疾患，后世医家多将其论述为多种原因引起的男性不育及女子不孕症，其病因病机复杂，属临床疑难杂症。《素问·上古通天论》将生殖生理论述为"肾气盛，天癸至……故能有子"。肾为先天之本，主生殖、藏精、系胞胎；肾经经络循行中，胞脉系于肾，肾气旺盛，促使天癸成熟；《灵枢·经筋》云："足少阴之筋……并太阴之筋而上循阴股，结于阴器。"男女阴器通过足少阴经筋而隶属于肾，《灵枢·经脉》中载：肾经循行上贯肝膈，肝经亦环阴器；肝藏血，肾藏精，肝肾同源，精血同源，藏泄互用。涌泉为足少阴肾经之井穴，井穴为经脉气血之源，气血生生不息，则胞宫得以濡养，气血充盛，则肾阳渐旺，肾精充足。故灸涌泉穴，可使阴阳平和，气血平衡，宫暖精盛，肾气充足而有子。

## 六、补肾填精，防病保健

民国时期针灸学者承淡安提出的"仙传寿灸法"即是于农历每月初一到初七的卯时至辰时（早上5—9点）艾灸涌

122

泉穴。如能坚持施灸，于益寿延年必有好处。肾者，精神之舍，性命之根，而井穴为十二经脉之根，阴阳气血相交之所。涌泉为全身阴阳脉气交接之处，泻之可清热祛火，补之可滋肾养阴，而为健康保健之要穴，故言："若要老人安，涌泉常温暖。"人的足底含有丰富的末梢神经网以及毛细血管、毛细淋巴管，足底与人体各系统、组织、器官有密切的通透性，而脚掌远离心脏，供血少，脚温低，易得病，因而百病从寒起，寒从脚下生。常灸之能使肾精充足，耳聪目明，发育正常，精力充沛，性功能强盛，腰膝壮实不软，行走有力，是保健灸之要穴。

艾灸祛病

第六章

# 常用灸法介绍

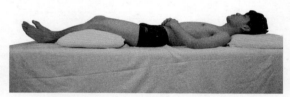

# 第一节　常用灸法及其操作方法

## 一、体位选择

常用体位：仰卧位（图6-1）、侧卧位（图6-2）、俯卧位（图6-3）、仰靠坐位（图6-4）、俯伏坐位（图6-5）。

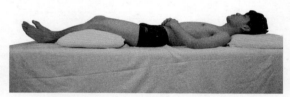

图6-1　仰卧位

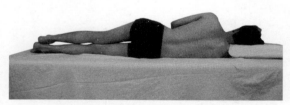

图6-2　侧卧位

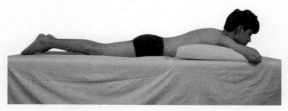

图6-3　俯卧位

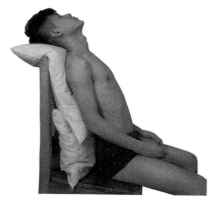

图6-4　仰靠坐位

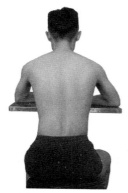

图6-5　俯伏坐位

## 二、施灸顺序

施灸的顺序，临床上常见先灸上部，后灸下部，先灸背部，后灸腹部，先灸头身，后灸四肢，先灸阳经，后灸阴经。施灸壮数先少后多，施灸艾炷先小后大。

## 三、施灸时间

单个穴位的施灸时长一般以3～5分钟为佳，最长不超过15分钟。日常施灸以养生保健者，时间一般稍短，病后施灸以促进机体康复者，时间可适当延长；春、夏季，施灸时间一般稍短，秋、冬季，施灸时间常稍延长；头面、四肢及胸部，施灸时间一般稍短，腹、背部，施灸时间常稍延长；老人、儿童、妇女及体弱者，施灸时间一般稍短，青壮年及体质强壮者，施灸时间常稍延长。

传统计算施灸时长，多以艾炷的大小和施灸壮数为单位进行。将艾绒捏成一小圆锥形是为一艾炷，并将其分大、中、小三种，大者如蚕豆，中者如黄豆，小者如麦粒，每燃烧一艾炷为一壮。临床应用中，多依据被灸者体质强弱选择艾炷大小施灸，体质强者，艾炷稍大，体质弱者，艾炷宜稍小。

## 四、施灸手法

施灸手法的补泻需根据辨证而定，虚者宜补，实者宜泻。

## 五、常用灸法

艾灸疗法常用的可分为：艾炷灸、艾条灸、温针灸、温灸器灸以及其他灸法。其中艾炷灸又分为直接灸（着肤灸）、间接灸（隔物灸）。直接灸包括非化脓灸（无瘢痕灸）、发疱灸、化脓灸（瘢痕灸）。间接灸包括隔姜灸、隔盐灸、隔蒜灸和隔药物饼灸（附子灸、胡椒灸）。艾条灸又分为温和灸、雀啄灸、回旋灸。其他灸法包括：灯草灸和天灸。灸法种类较多，这是我们祖先和前人对实践经验的总结。根据灸疗种类的不同，有不同的操作方法。

### （一）艾炷灸

将艾绒做成小的圆锥形艾团，称为艾炷。将艾炷直接或间接置于穴位上施灸的方法，称为艾炷灸法，是古代最常用的灸法。直接置于皮肤上的称为直接灸（艾炷要小）。用药物将艾炷与皮肤隔开的称为间接灸（艾炷可大些）。

1. 直接灸

直接灸（图6-6）又称着肤灸，是将艾炷直接放在穴位皮肤上施灸。根据病情的需要和施灸的程度不同，可分为非化脓灸、发疱灸和化脓灸3种。直接灸应在有条件的医院进行，不宜随意自我进行，以防烫伤等事故发生。

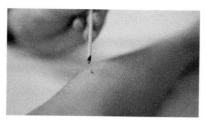

图6-6　直接灸

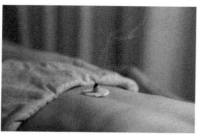

图6-7　间接灸

2. 间接灸

间接灸（图6-7）又叫隔物灸，指利用其他药物将艾炷和穴位处皮肤隔开施灸。这样既可避免灸伤皮肤而致化脓，又能借间隔物之药力和艾的特性发挥协同作用，取得更大的效果。现将几种常用的隔物灸介绍如下。

（1）隔姜灸：以姜片作间隔物施灸。生姜辛温无毒，能开发通散，调和营卫，散寒发表，祛痰下气，消水化食，调中畅胃，开宣肺气。用厚约0.3厘米的生姜一片，在中心处用针穿刺数孔，上置艾炷，放在穴位上施灸。如被灸者感觉灼热不可耐受，可用镊子将姜片向上提起，衬一些纸片或干棉花，放下再灸；或用镊子将姜片提起稍离皮肤，灼热感缓解后重新放下再灸，直到局部皮肤潮红为止。对虚寒病证，如腹痛、泄泻、关节疼痛、痛经等均可采用此法。

（2）隔蒜灸：以蒜作间隔物施灸。大蒜辛温，能去寒湿，破冷气，健脾开胃，消谷化食，消肿化结止痛。临床上以独头紫皮大蒜为佳，把独头紫皮蒜切成分许厚的薄片，用针穿刺数孔，放在穴位或肿块上，以艾炷灸之，每灸4～5壮，换去蒜片。每穴一次须灸5～7壮。大蒜对皮肤有刺激性，灸后容易起疱，可将水疱以无菌操作刺破，消毒后，适当贴敷保护，以防感染。此灸法，目前临床上多用来治疗肺痨、腹中积块、未溃疮疖，以及癌肿、流注、虫蛇咬伤等。

（3）隔盐灸：用于脐窝部（神阙穴）施灸。操作时用食盐填平脐孔，再放上姜片和艾炷施灸。放上姜片的作用是避免食盐受热后引起烫伤。若被灸者脐部凸起，可用水调面粉，搓成条状围在脐周，再将食盐放入面圈内隔姜施灸。本法对急性腹痛吐泻、痢疾、四肢厥冷和虚脱等证，具有回阳救逆之效。

## （二）艾条灸

艾条灸指将艾条点燃后在穴位或病变部位进行熏灼的方法。根据艾条灸的操作方法，分为温和灸（图6-8）、雀啄灸（图6-9）和回旋灸（图6-10）3种。

1. 温和灸

将已点燃的艾条，用一手的拇指、食指、中指三指夹住，对准施灸部位，距离皮肤2～3厘米处进行熏灸，固定于

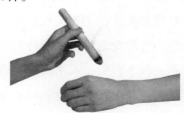

图6-8　温和灸

应灸之处，不要移动。一般每穴施灸5分钟左右，使被灸者局部有温热感而无灼痛，至皮肤稍呈红晕为度。此法具有温通经脉、散寒祛邪的作用，适用于虚寒证，为艾条灸之补法。

2. 雀啄灸

将艾条的一端点燃，对准施灸部位，类似小鸟啄食一样，一起一落、忽近忽远进行施灸。每次起落艾条与皮肤的距离2～3厘米，施灸时间一般

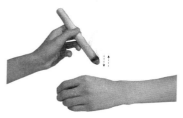

图6-9　雀啄灸

为5～10分钟，以皮肤红晕为度。此法具有兴奋作用，适用于小儿疾病及急症，为艾条灸之泻法。

3. 回旋灸

将艾条的一端点燃，与施灸部位的皮肤保持2～3厘米的距离，平行往复进行回旋施灸，使皮肤有温热感而不至于灼痛，时间为20～30分钟，适用于风寒湿痹、神经麻痹和广泛性皮肤病等，为艾条灸之泻法。

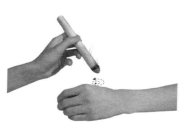

图6-10　回旋灸

艾条施灸须注意以下几点：①艾绒易燃，施灸结束后务必将艾条熄灭。②艾条积灰过多时，须离开人体弹去灰烬后再灸。③施灸时应注意火与皮肤之间的距离，以免烫伤皮肤。④如出现烫伤起小水疱，不必做任何处理，待水疱自行吸收即可。若起大水疱，可用消毒注射针头刺破，放出液

体，消毒后，用纱布固定即可。

### （三）温针灸

温针灸（图6-11）是将针刺与艾灸结合使用的一种方法，适用于既需要留针，又需要施灸的疾病。操作方法：针刺得气后，将艾绒插在针柄上点燃，直到艾绒燃尽为止，或在针柄上套置一段1~2厘米的艾条施灸，使热力通过针身传入体内，达到治疗目的。当艾绒或艾条段燃尽后还有一些余火，此时可在施灸穴位周围垫上一厚纸片，以防止烫伤或烧坏衣物。

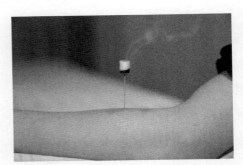

**图6-11　温针灸**

### （四）温灸器灸

温灸器灸是利用特制工具施灸的一种方法。温灸器的式样很多，大多底部有数十个小孔，内有小筒一个，可以装置艾绒和药物。使用温灸器时，先将艾绒和药末放入小筒内点燃，然后在拟灸的腧穴或部位上来回熨烫，以局部发热红晕，被灸者感到舒适为度，一般每穴灸15~30分钟。

# 第二节 节　气　灸

## 一、节气

### （一）节气的含义

节气是中国农历的一部分，一年有24个节气，每个月有2个节气，在前的为节气，在后的为中气，如立春为正月节，雨水为正月中，后人就把节气和中气统称为节气。

### （二）节气的来历

人类根据太阳、月球及地球运转的周期制定了年、月、日，和顺应大自然与四季的春夏秋冬的法则，从而形成了历法。中国是世界上最早发明历法的国家之一，农历就是中国传统历法之一，也被称为阴历。农历属于阴阳历并用，一方面以月球绕地球运行一周为"一月"，另一方面又设置二十四节气以反映季节的变化特征。二十四节气是根据太阳在黄道（即地球绕太阳公转的轨道）上的位置来划分的。太阳从春分点（黄经零度，此刻太阳垂直照射赤道）出发，每前进15度为1个节气；运行一周又回到春分点，为一回归年，合360度，因此分为24个节气。

## （三）二十四节气的划分

一年有24个节气，每个季节有6个，每个月有2个，前者为节气，后者为中气。节气的日期在公历中是相对固定的，上半年的节气在5日、中气在21日，下半年的节气在8日、中气在23日，二者前后差1~3天，如立春总是在阳历的2月3日至5日之间。每个节气的命名也很有意思，一年四季春夏秋冬，所以有"四立"，立春、立夏、立秋、立冬，反映了四季的开始。夏冬有"二至"，即夏至、冬至，表示天文上夏天、冬天的极致。夏至这一天，太阳直射北回归线，是北半球一年中白昼最长的一天，虽然白昼最长，太阳高度角最高，但并不是一年中最热的时候；冬至这一天，阳光几乎直射南回归线，是北半球一年中白昼最短的一天，但不是一年中最冷的时候。春分、秋分合称"二分"，表示昼夜长短相等。其他反映温度变化的有小暑、大暑、处暑、小寒、大寒5个节气。反映天气现象的有雨水、谷雨、白露、寒露、霜降、小雪、大雪7个节气。反映物候现象的有惊蛰、清明、小满、芒种4个节气。以立春为一年的开始，按先后顺序分别是：立春、雨水、惊蛰、春分、清明、谷雨，立夏、小满、芒种、夏至、小暑、大暑，立秋、处暑、白露、秋分、寒露、霜降、立冬、小雪、大雪、冬至、小寒、大寒。

### 节气诗歌

春雨惊春清谷天，夏满芒夏暑相连。

秋处露秋寒霜降，冬雪雪冬小大寒。

## （四）节气对人体的影响

医圣张仲景在《伤寒杂病论》中言："二十四节气，节有十二，中气有十二，五日为一候，气亦同，合有七十二候，决病生死，此须洞解也。"在一年四季中，每15天为一节气，每一季度有6个节气，一年共有24个节气。一般说来，气候应相应于节气。但是气候的变化异常复杂，有时节气已到，而此时的气候却未到；有时节气未到，而此时的气候却提前来到；有时气候虽应时而至，但表现太过，这些皆可成为致病的邪气。

## 二、节气灸的应用

节气灸是在特定的时令节气，选择具有强壮作用的腧穴进行艾灸，以温壮元阳，激发经气，调动机体潜能，提高机体抗病与应变能力。节气灸以其简、便、验、廉的优势，为我国历代医家及百姓所喜闻乐见并沿用至今，在传统防病保健领域中占有特殊的地位。

### （一）节气灸的方法

利用艾绒燃烧产生的药热之气，对穴位进行熏灼、温熨，以激发经络之气，温通气血是节气灸主要的刺激方法。时令节气是节气灸的时间条件，是反映中医"天人相应"理论的关键所在。也就是说，必须在特定的时令节气进行节气灸，才能发挥最佳效果。

中医理论认为，自然界之所以出现季节和时令的变化，是因为天地阴阳之气的升降变化。一般而言，每一段时令各有不同的主气，比如："春夏阳气多而阴气少，秋冬阴气盛而阳气衰。"人与自然相应，人体内在的阴阳自然也要受到自然界阴阳消长变化的影响。春分、秋分、夏至、冬至是自然界天地阴阳之气升降变化及消长的转折时期，人与此相应，也会表现出阴阳变动更为明显甚至剧烈之势，如果人体内在的自稳功能不能对此做出适当的反应，及时地调整机体的阴阳，使之与自然界的阴阳节律相适应，就会出现阴阳失衡的疾病状态。

季节交替、阴阳变化动荡之时，正是久病、年老、体弱等人群病情加重、诱发宿疾或易生新病的时期。假若能在这个关键时期，应用某种简便的方法调节阴阳，帮助机体顺应自然界的变化规律，最大限度调动机体的潜能以适应环境、抵抗疾病，则有助于防病保健。节气灸的目的是培壮元阳以扶助正气，它从整体角度全面综合考虑人与环境的联系，以及环境特殊变化与人的气血阴阳的关系。它不仅是一种特异性的对某种疾病有预防作用的方法，更是一种兼顾全身整体机能进行调节的扶正固本的方法。当机体的元阳充盛，整体调节能力就会明显提高，依"天序"阴阳变化而显露的疾病端倪就会被机体自身的应变和抵抗能力消灭于萌芽之中。

## （二）节气灸的原则

临床上比较常用的节气灸除应季应用以外，还有一种是遵循"冬病夏治，夏病冬治"的反季节的防治思路。比如夏季"三伏"天进行艾炷灸，贴敷肺俞、大椎等穴，防治冬季易发的哮喘、慢性支气管炎等病。这是因为按四时阴阳消长规律，人体阳气在春夏季多旺，秋冬季多敛。久病易伤阳，冬季之时，本不旺之阳受自然界影响而更加虚衰，在此季节阴阳明显失衡，故疾病纷纷在冬季加重或诱发。若反季节在夏季利用节气灸防治，则机体可顺应夏季自然界阳气隆盛的影响与激励，并最大限度利用夏季自然界与机体阳气相对充盛之时顺势而治，达到温元阳、化宿疾、平衡阴阳、消除病根的目的。因此临床上许多在冬季加重或诱发的慢性疾病，如果能提前在夏季治疗，往往可获特效。

### （三）具体选穴

节气灸常选配具有补益强壮作用的腧穴，比如关元、足三里、三阴交、大椎等。一般根据疾病性质及患者体质的阴阳寒热倾向，分别选择春分、秋分、夏至、冬至等自然界阴阳变化明显的时候施治，艾灸多用艾条温和灸或艾炷灸。一般而言，节气灸只要使用得当，往往可以达到意想不到的防治效果。

在常用的节气灸中，冬至前后的关元灸应用频率较高。许多人在冬至前后施用关元灸预防中风、感冒等多种疾病，以达到助阳保健、延衰强壮的目的。自冬至之日，自然界的阳气开始复苏充盛，人体可顺从自然界的阳升之气，借助关元灸来强壮元阳。关元穴又名"丹田"，具有培肾固本、调气回阳的作用，灸之可使元气充足，虚损可复，故能祛虚劳百损，壮一身之气，为历代强壮保健的主穴。《景岳全书》说："虚能受热，所以补必兼温。"冬至的关元灸恰好满足了"补必兼温"的要求，可达到温壮元阳，从根本上提高人体的强身抗病能力的目的。此外，春分的曲池灸预防眼病；秋分的足三里灸强壮脾胃、预防胃肠病等，都是广大民众喜闻乐见的传统节气灸方法。

另外，根据二十四节气太阳在黄道上的位置变化以及土圭测量各个节气正午时分日影的长短关系得到图6-12，其中24个点的连线像极了太极图。对此，依据二十四节气的阴阳属性及其在人体任督二脉中的对应关系，提出二十四节气各节气艾灸的取穴点（图6-13）。

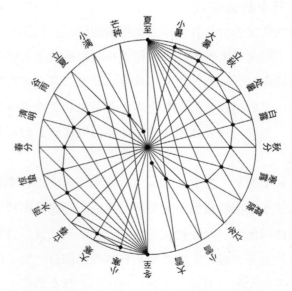

图6-12　二十四节气正午时分日影长短图

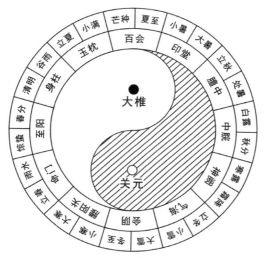

**图6-13 二十四节气艾灸取穴图**

## （四）节气对人体的影响

根据中医"天人合一"思想，"天"的变化自然影响人体。由于节气前后气候变化比较大，一个人如果有旧患或宿疾，他的适应能力和机体抵抗力就弱，往往会在这个时候发病或病情加重。据医学统计，心脏病、中风、哮喘等疾病多发于节气前后和半夜。因为当外界气候变化超过身体的应变能力时，人就会生病。这正是《黄帝内经》所讲的"邪之所凑，其气必虚"。

## （五）节气灸的作用

节气灸是利用节气这个特定的时令节点，在中医理论指导下，针对不同的身体状况选取不同的穴位进行施灸，其利用艾绒燃烧产生的热刺激和艾叶的药理作用，温壮元阳、激发经气、调动机体潜能，建立人体的平衡系统，从而治愈疾病、提高机体抗病与应变能力。

### （六）节气灸的临床应用

节气灸的应用范围很广，既可以用于各种疾病的治疗，尤其是慢性病的治疗，还是一种自然而高效的保健方法。节气灸常用于以下疾病的治疗：

内科疾病：中风的预防与治疗、高血压病、冠心病、哮喘、胃痛、胃胀、腹泻、呃逆、糖尿病、肥胖病、高胆固醇、甲状腺功能亢进症、阳痿、慢性肾炎。

外科疾病：颈椎病、急性腰扭伤、慢性腰扭伤、各种关节炎、荨麻疹。

妇科病症：痛经、子宫肌瘤、卵巢囊肿、不孕。

儿科病症：小儿厌食症、小儿遗尿症、小儿发育迟缓。

五官科病症：过敏性鼻炎（鼻敏感）。

# 第三节　长　蛇　灸

长蛇灸（图6-14）又称"铺灸""督灸"，源于隔物灸，是我国针灸工作者从传统和民间的治疗方法中挖掘和总结出来的一种灸疗方法。因在施灸时沿脊柱铺敷药物、姜蒜泥，再在其上铺设不同规格的艾炷进行施灸，形如长蛇而得名。不同于其他灸法对点的刺激方式，长蛇灸是以面的方式施灸，并因其施灸面广、灸量大、火力强、温通力强、治疗范围宽泛、收效快捷，对多种疾病的治疗效果颇佳，受到重视和广泛应用。

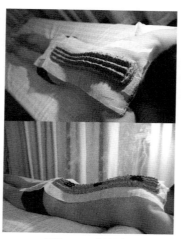

图6-14　长蛇灸

　　长蛇灸疗法结合了药物的药效、艾灸的效应以及经络腧穴三者的功效，其中经络腧穴对机体的调节是长蛇灸作用的内因，施灸时艾的燃烧和所隔药物是长蛇灸作用的外因。生姜中含有姜辣素，挥发油中含有姜醇、姜烯等，对皮肤有一定的刺激作用，可以渗透进体内，扩张局部血管，改善血液循环，经艾炷加温后其作用可增强数倍。生姜及中药粉的化学性刺激，与艾燃烧时产生的特殊热刺激叠加，协同发挥功效，增加其温通效能。多种刺激共同作用于施灸部位后，热力更加集中、均衡、温和、持久，渗透到表皮、结缔组织、血管、神经，被组织所吸收，借以激发经络之气，疏通经脉，调和气血，促进新陈代谢，调节自主神经，提高抗病能力。

# 一、铺灸部位

　　沿背部大椎穴到腰骶部腰俞穴处，包括督脉、夹脊穴及双侧足太阳膀胱经第一、二侧线。

人体项背腰部，主要有督脉、华佗夹脊穴、背部督脉旁开1.5寸和3寸的膀胱经第一、第二经脉分布线循行。督脉总督一身之阳，六阳经皆与督脉交会于大椎穴，为"阳脉之海"，故督脉有调节阳经气血的作用，而阳气为人之根本，是人体抗御病邪的主要物质，通过艾灸督脉可振奋机体的阳气，阳气足则顽疾自去。《庄子·养生》曰："缘督以为经，可以保身，可以全生，可以养亲，可以尽年。"正是对督脉重要性的概括。足太阳膀胱经循行于人体之阳面，且分布从头至足，循行最长，腧穴最多，为人体阳气之藩篱。背俞穴是脏腑精气输注于背腰部的穴位，都位于膀胱经第一侧线，张介宾谓："五脏……其脉气俱出于足太阳经，是为五脏之俞。"说明背俞穴能调节各脏腑功能、振奋人体正气。此外，膀胱经还与肾经相表里，激发膀胱经之经气，能补充肾气，滋养先天。华佗夹脊穴则与督脉旁通足太阳，并与足太阳多处重叠，经气相通，共主全身之阳。因而，通过经脉铺灸能起到温补督脉、强壮真元、温通气血、调节脏腑，达到人体阴阳平衡的最佳状态。

## 二、铺灸材料

### （一）艾绒

艾绒约200克。艾绒是由艾叶经过精细加工制成，《本草从新》载："艾叶苦辛，生温熟热，纯阳之性，能回垂绝之阳，通十二经，走三阴，理气血，逐寒湿，暖子宫……以之灸火，能透诸经而除百病。"《本草纲目》亦认为艾叶"灸之则透诸经而治百种病邪，起沉疴之人为康泰，其功亦大矣"。通过艾绒的燃烧可将其药性渗入体内，穿透肌肤，直达组织深部，发挥其通经活络、散寒除湿、回阳救逆、消瘀散结、防病保健等作用。

### （二）生姜

生姜约1 200克。洗净切碎后用粉碎机打碎为泥，用纱布滤出姜汁约500毫升，使姜泥干湿适中；在冬季等寒冷季节，需对生姜进行加温，使生姜铺在背部有温热感。《药品化义》曰："生姜辛窜，药用善豁痰利窍，止寒呕，去秽气，通神明。"《本草纲目》云："生用发散，熟用和中。"生姜性辛温而具发散的作用，具有走而不守的特性及温阳化湿、温通气血、畅通经络之功。生姜打碎成泥滤除部分姜汁，如此既大大减小对皮肤的辛辣刺激，又不碍其发挥作用，故为铺灸之常用隔热材料。

### （三）中药粉

中药粉1～2克。清代吴师机所著的《理瀹骈文》中有云："凡汤丸之有效者，皆可外用。"这为中药外用提供了一定的理论依据。铺灸药粉的种类很多，多是由具有温肾通督、壮骨透肌、破瘀散结、通痹止痛等作用的中草药加工成粉末。常用的有如"督灸粉"，由50%麝香、20%斑蝥粉、15%丁香粉、15%肉桂粉等制成。

### （四）长条医用纱布

制备长条医用纱布70厘米×45厘米。

## 三、操作方法

**1. 选择体位**

患者取俯卧位，充分暴露铺灸的部位。由于铺灸时间长且不能随意活动，所以治疗前患者取舒适体位很重要。

**2. 消毒**

以75%酒精棉球在施灸处常规消毒。酒精不仅有消毒的作用，还具有扩张局部血管，加速皮肤对药物的吸收的作用。

**3. 涂抹姜汁**

沿施术部位涂抹姜汁。姜汁不仅可以刺激穴位，还具有皮试作用。有些人对姜特别敏感，如果不涂抹姜汁而直接铺姜施灸，后果将不堪设想，所以在涂抹姜汁时，一定要与患者及时沟通交流，询问其感受。

**4. 撒督灸粉**

在脊柱正中线撒上中药粉。督灸粉常由具有芳香透达、行气破瘀、祛寒除湿、通痹止痛作用的中药加工而成。

**5. 覆盖医用纱布**

将裁好的医用纱布覆盖在中药粉上面。

**6. 铺姜泥**

将姜泥均匀地铺在医用纱布之上，厚1.5～2厘米，宽约8厘米（具体因患者体型而定）。姜泥过厚导热不佳，过薄则容易烫伤。

7. 铺艾绒

把艾绒制成宽约3厘米、高约2.5厘米、截面为三角形的长条艾炷，共3条，均匀地铺在已铺好的姜泥带上（长度比姜泥带略短）。

8. 点燃艾炷

以线香同时点燃"头、身、尾"三处艾绒，待被灸者有灼热感并难以忍受时稍稍拎起纱布（以患者感背腰部舒适为度），直至余温不明显。施灸过程中要严密观察，嘱咐被灸者不动或少动，活动之前要告知施灸者，防止艾炷脱落发生意外。操作时要多与被灸者沟通，及时了解其感受，掌控铺灸的进程，避免燃烧过快导致烫伤或过慢影响疗效。

9. 换艾炷

1壮烧完，保留姜泥，移去艾灰，更换新艾绒，按上述方法继续施灸2壮，共3壮，时间40～60分钟。

10. 移去姜泥、擦拭背部

待患者温热感消失后移去艾灰、生姜泥、医用纱布，轻轻用温湿毛巾将背部擦干，1次治疗即结束。灸后皮肤稍有潮红，一般不起水疱。每周1次，3次为1个疗程。

## 四、适用人群

（1）强直性脊柱炎和类风湿关节炎患者。

（2）亚健康状态者，特别是怕冷、怕风、体质虚弱易感冒、易疲劳、精力不充足、容易失眠者。

（3）生殖系统疾病患者，如妇科炎症、痛经、宫寒型不孕者。

（4）有养生保健需求者，作为对冬病夏治、穴位贴敷疗法的补充和加强。

## 五、禁忌人群

（1）孕妇，哺乳期、月经期女性。

（2）合并糖尿病、心血管、脑血管以及肝、肾和造血系统等严重原发疾病者，装有心脏起搏器者，精神病患者及过敏体质者、高热患者。

（3）关节畸形、活动不利、不能长时间俯卧者。

（4）施灸局部皮肤有破损者，有出血倾向或损伤后出血不止者。

## 六、注意事项

（1）过饥过饱者不能立即治疗，大饥者需适量进食；过饱者需适当休息，无饱满感后再进行。

（2）治疗期间饮食宜清淡、营养，忌食肥甘厚味及海鲜、酒水、香菜、辣椒等发物。

（3）灸后大多数被灸者会出现口干，嘱其喝温开水200毫升。因被灸者背部仍有温热感，全身毛孔张开，故穿好衣物静坐半小时以上再离开，以免外出时感受风寒。

（4）施灸部位如出现水疱，小水疱可不处理，7天左右会自行消退，大水疱经消毒后可用一次性针头挑破，挤出渗出的液体，消毒并覆盖一层消毒纱布，用胶布固定，直至结痂脱落为止。

（5）24小时内禁洗冷水澡，注意保暖、休息，忌房事。

## 七、治疗时间

（1）铺灸时间的选择不必拘泥于三伏天，任何时间都可收效，以夏季伏天为最佳，并尽量排除阴天、下雨、潮湿、大雾等天气。

（2）强直性脊柱炎等风湿、免疫性疾病的间隔治疗时间一般不少于1个月，可随病情的进展调整施灸时间。

（3）强壮保健灸及其他疾病的施灸时间间隔一般不少于1周，以防太过或不及。

# 第四节　热　敏　灸

热敏灸又称"热敏悬灸"，全称为"腧穴热敏化艾灸新疗法"，是采用点燃的艾材产生的艾热悬灸热敏态穴位，激发透热、扩热、传热、局部不（微）热远部热、表面不（微）热深部热、非热感觉等热敏灸感和经气传导，并施以个体化的饱和消敏灸量（热敏灸感消失），从而提高艾灸疗效的一种新疗法。这些能产生热敏灸感的腧穴，称为热敏化腧穴。

## 一、热敏灸感的表现形式

当手持艾条悬灸某个部位时，所施灸部位对艾热的刺激产生一些特殊感觉，灸感所到达部位，病症随之而缓解。而艾灸这个穴位的邻近部位或另外某个体表部位时，被灸者没有这种特殊感觉产生，仅是局部与表面有热感。这些特殊感觉称为热敏灸感，其表现有以下6种形式。

（1）透热：灸热从施灸点皮肤表面直接向深部组织穿透，甚至直达胸、腹腔脏器。

（2）扩热：灸热以施灸点为中心向周围扩散。

（3）传热：灸热从施灸点开始沿某一路线向远部传导，甚至到达疾病部位。

（4）局部不（微）热远部热：施灸部位不（微）热，而远离施灸的部位感觉甚热。

（5）表面不（微）热深部热：施灸部位的皮肤不（微）热，而皮肤下深部组织甚至胸、腹腔脏器感觉甚热。

（6）其他非热感觉：施灸（悬灸）部位或远离施灸部位产生酸、胀、压、重、痛、麻、冷等非热感觉。

## 二、腧穴热敏现象的产生规律

### （一）普遍性

腧穴热敏现象具有普遍性且与疾病状态高度相关。在健康人，腧穴热敏现象出现率为10%左右，而在疾病状态下出现率上升为70%左右，明显高于健康人。疾病好转后腧穴热敏现象出现率下降至15%左右。

## （二）高效性

艾灸热敏腧穴激发经气，气至病所具有高效性。针灸疗法的最高技术境界是激发经气、气至病所，气至而有效。艾灸热敏腧穴激发经气传感甚至气至病所的出现率达94.0%，而悬灸非热敏腧穴的经气感传出现率仅约23.5%。表明热敏腧穴具有高效激发经气、气至病所、提高灸疗疗效的巨大潜力。

## （三）可变性

热敏腧穴与经穴位置并不完全重合，表现为以经穴为中心的概率分布，且热敏部位随病情变化而变化。动态的热敏穴位与部位固定的经穴位置重合率仅为48.76%，与压痛点的重合率为34.75%。表明热敏穴位的出现部位仅可以经穴或压痛点为参照坐标系来粗定位，而准确定位必须以热敏灸感为标准。

## （四）特异性

不同病症腧穴热敏高发区有其不同的分布。如腹泻型肠易激综合征患者热敏化腧穴在天枢、命门穴区出现率最高；慢性前列腺炎患者热敏化腧穴在中极、关元等穴区出现率最高；慢性盆腔炎患者热敏化腧穴在腰阳关、关元等穴区出现率最高。

## 三、热敏穴位的定位方法

腧穴准确定位方法应为"二步定位法",即粗定位与细定位。粗定位是指应用体表标志法、骨度折量法、指寸法、简便取穴法等确定腧穴的体表大致区域。在此基础上再进行细定位,即探感定位。细定位是依据患者对针灸刺激产生的

特殊感应,从而确定腧穴准确位置的定位方法。《灵枢·背腧》论述:"胸中大腧在杼骨之端,肺腧在三椎之傍,心腧在五椎之傍,膈腧在七椎之傍,肝腧在九椎之傍,脾腧在十一椎之傍,肾腧在十四椎之傍,皆挟脊相去三寸所。则欲得而验之,按其处,应在中而痛解,乃其腧也。"《灵枢·五邪》亦言:"咳动肩背,取之膺中外腧,背三节五节之傍,以手疾按之,快然,乃刺之。"这两段经文明确告诉我们,腧穴准确定位方法分为两步,即粗定位与细定位。"傍""所""外"均为邻近与大约之意,描述了腧穴定位的第一步,即只定出腧穴所在的大致区域,称之为粗定位。

"则欲得而验之,按其处,应在中而痛解,乃其腧也""以手疾按之,快然,乃刺之"是腧穴定位的第二步,此步骤定出的腧穴具体位置是针灸治疗的施术部位,称之为细定位。

热敏穴位是人体在疾病状态下对艾热刺激产生的"小刺激大反应",它直接或间接地反映疾病的部位、性质和病理变化。不同疾病的热敏穴位出现部位是不同的,具体操作如下。

## （一）热敏穴位的粗定位

应用体表标志法、骨度折量法、指寸法、简便取穴法等，确定在疾病状态下相关穴位发生热敏化的高概率大致区域。穴位发生热敏化是有规律的，即有其高发部位。如过敏性鼻炎的热敏穴位高发部位在上印堂穴区域，上印堂穴区可通过体表标志法定出其位于人体的面部，两眉头连线中点上1寸；又如支气管哮喘的热敏穴位高发部位在肺俞穴区域，可用体表标志、骨度折量法等在背部找到肺俞穴区，当第3胸椎棘突下、旁开1.5寸处；慢性腹泻的热敏穴位高发部位在关元穴区域，可用体表标志、骨度折量法等在腹部找到关元穴区，当脐中下3寸处；功能性便秘的热敏穴位高发部位在大肠俞穴区域，可用体表标志、骨度折量法等在腰部找到大肠俞穴区，位于第4腰椎棘突下、旁开1.5寸处。粗定位帮助确定腧穴的大致位置，便于医者有针对性地在某一个或几个局部区域对热敏穴位进行细定位，即准确定位。

## （二）热敏穴位的细定位

用点燃的艾条，对准上述热敏穴位高发部位进行悬灸探查（距离皮肤3厘米左右），使患者局部感觉温热而无灼痛感。热敏穴位在艾热的刺激下，会产生透热、扩热、传热、局部不（微）热远部热、表面不（微）热深部热、其他非热感觉6种灸感，只要出现一种或一种以上的上述灸感就表明该部位已发生热敏化，即为热敏穴位的准确位置。

## 四、个体化热敏灸充足灸量的确定

灸疗能否达到充足剂量也是直接影响灸疗临床疗效的关键因素之一。灸量与施灸强度、面积、时间相关。强度、面积在施灸过程中是相对不变的常量，而时间是个体化的变量，因此个体化充足灸量可通过灸疗时间来实现。研究表明，灸疗过程中灸时–灸感发生发展呈现3个时相变化，即经气激发潜伏期、经气传导期、经气消退期。传统艾灸规定每穴治疗时间为10～15分钟，正处在经气激发潜伏期，灸疗疗效尚未充分发挥；从艾灸开始至经气传导期结束，平均为40～50分钟，这主要是经气传导期与气至病所期，是灸疗疗效的充分发挥期，达到这个施灸时间，艾灸疗效明显提高；继后是经气消退期，这段时间继续施灸，疗效也无明显增加。因此，"以热敏灸感消失为度"作为充足灸疗时间的标准，突破了灸疗临床长期以来每穴10～15分钟固定灸时的固有观念，为临床充分发挥灸疗疗效提供了量学标准，首次实现了灸疗时间标准化与个体化的有机统一。个体化最佳灸时标准能显著发挥艾灸疗效潜力，而且远期疗效稳定。

## 五、全新灸疗理论体系的建立

### （一）"腧穴敏化"

人体腧穴存在敏化态与静息态两种功能态，而且产生热敏现象的施灸位点并非总是出现在针灸学教科书中所标定的腧穴标准位置上，许多是"动态"的、"旁开"的。对腧穴的原始定义进行溯源，发现《黄帝内经》中描述的腧穴原始内涵是指敏化态的、动态的、与疾病状态密切相关的体表功能位点，而不是一个静态的、形态学的固定位点。《灵枢·九针十二原》云："所言节者，神气之所游行出入也，非皮肉筋骨也。"这就是说，腧穴不是指一般的皮肉筋骨等有其特定的形态结构及固定不变的位置，而是神气游行出入的动态的功能变化部位。陈日新教授等提出腧穴敏化概念：当人体发生疾病时能使体表腧穴发生敏化，处在敏化态的腧穴对外界相关刺激呈现腧穴特异性的"小刺激大反应"；敏化的类型多种多样，而腧穴热敏化是腧穴敏化的一种新类型，热敏腧穴是灸疗的最佳选穴，其最佳刺激为艾热刺激，临床疗效优于常规静息态腧穴的针灸疗法。之后，陈日新教授等又提出腧穴敏化论：腧穴的本质属性具有功能状态之别，而不仅仅是部位之别，即"静息"与"敏化"两种状态之别；敏化态腧穴是疾病在体表的反应部位，也是治疗疾病的最佳针灸部位，即腧穴是与疾病过程相关的体表特定的敏感部位，具有治疗疾病的较佳功能。

## （二）"灸之要，气至而有效"

《灵枢·九针十二原》曰："刺之要，气至而有效。效之信，若风之吹云，明乎若见苍天。"即激发经气、气至病所是针刺疗法的精髓。古代医家已把"激发感传、促进气至病所"作为提高针灸疗效的一项指标。正如《针灸大成》中所说"有病道远者必先使气直到病所"，强调行针治病时务必使气至病所。长期以来，灸疗仅强调施灸过程中产生局部的热感和皮肤的红晕，并不强调治疗过程中产生传导活动。2008年陈日新教授等提出"灸之要，气至而有效"，完善和发展了"刺之要，气至而有效"的针灸理论。2010年陈日新教授等从热敏灸感的现象入手，论述了热敏灸感的出现规律、与"气至"的关系以及临床应用。热敏灸感与针刺产生的"得气感"与"气至"等经气活动一样，是人体经气激发与运行的表现，是人体内源性调节功能被激活的标志。可见，热敏灸感与疗效密切相关，重视热敏灸感的激发是提高疗效的关键。

### （三）"辨敏施灸"

长期以来灸疗临床多采用"辨证、选穴、施灸"的诊疗模式，忽视了穴位状态，缺少择敏的过程，直接影响灸疗疗效的充分发挥。因此，陈日新教授等提出"辨敏施灸"，即"辨证、选穴、择敏、施灸"的诊疗模式，倡导临床操作时不仅要重视"辨证选穴"，更强调"择敏施灸"，这是对传统"辨证施灸"的继承与创新，而且显著提高了艾灸疗效。

"辨敏施灸"包括"探敏定位""好中选优"的过程。"探敏定位"是根据热敏灸感来精准定位，探查中，只要出现热敏灸感中的一种或一种以上即可认为该部位为热敏穴位。

"好中选优"是指在所有出现热敏灸感的穴位中选择最佳的治疗穴位。

由上可见，"腧穴敏化"揭示了腧穴不仅仅是部位之别，更重要的是状态之别，敏化态腧穴是提高灸疗疗效的关键环节。"灸之要，气至而有效"揭示了施灸时不仅要重视灸疗的局部反应，更强调激发经气传导、气至病所的重要性。"辨敏施灸"揭示了艾灸疗法不仅要重视"辨证选穴"，更强调"择敏施灸"的重要性。这些概念丰富与发展了灸疗理论体系，同时有效地指导临床以提高艾灸疗效。

腧穴热敏规律的发现与热敏灸技术的创立及其临床应用，为我们展示了一幅全新的"体表—内脏人体功能热敏调控"图，发现了一条提高灸疗效果的内源性体表热敏新途径。

# 第五节 隔 玉 灸

## 一、隔玉灸疗法的简介和原理

隔玉灸疗法是在传统的隔物灸疗法的基础上，由余瑾教授加以改良创新，并在临床治疗中应用推广的新疗法。该疗法将中医理论及传统针灸穴位理论相结合，同时根据古代后天八卦理论与现代生物全息理论结合所发展出来的腹部经络学说（以神阙为中心的腹部是一个多层次的空间结构，根据腹部的神龟生物全息影像分布特点进行取穴定位），按人体所患疾病的部位在相对应的神龟图上选取特定的穴位来治病。操作时，在穴位上铺一块真丝巾，将艾炷放在特制的有孔玉块上，并将玉块放置于真丝巾上，点燃艾炷，艾火的能量经玉石吸收并释放，作用于相关穴位（图6-15）。即将艾的温通作用，玉石独特的储能释能特性，真丝对气的保护功能相结合作用于穴位。通过多年的临床实践已证明本法具有良好的温阳通络、调和气血、顾护真气的作用，对部分慢性疾病，尤其是虚损性疾病，具有祛除邪气、补益和调节正气的功能，达到《黄帝内经》中所说的"正气存内，邪不可干"的真气养生境界，对于现代中医药养生保健方法体系的发展，尤其是在灸法保健方面发挥重要的作用。

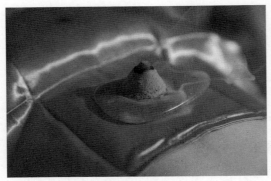

图6-15　隔玉灸

玉对人体的医疗保健作用很早就被人类所发现。我国著名的中医药巨著《神农本草经》《唐本草》《本草纲目》中都有著述。《本草纲目·金石部第八卷》中记载，玉具有"除胃中热，喘急烦懑，滋毛发，滋养五脏，柔筋强骨，止渴，润心肺，助声喉，安魂魄，利血脉，明耳目"等功效。中医认为，玉乃石之美者，味甘性平无毒，玉石是蓄"气"

最充沛的物质。玉在山而草木润，玉在河则河水清，玉石按摩人体穴位，刺激经络，疏通脏腑，可蓄元气，养精神，滋阴补阳，有五子衍生丸和六味地黄丸之功效。玉的自由水结晶构造，具有热容量大和辐射散热快的物理特性，接触热能后，发射的大量远红外线光波能透入人体，改善气血循环。

艾火是纯阳之火，具有"走三阴，通十二经"之功，艾火连续燃烧，可使其纯阳温热之气由肌表透达经络，又因经络和脏腑相互联系，故能使阳气通达五脏六腑。

然艾火的纯阳之性，易致燥烈。"壮火散气"，反而达不到应有的效果，故留下"灸而过此者，得恶火则骨枯脉涩"的记载。而使用隔玉灸，取玉之温润、益气、安神等效颐养人体正气，又能保持热量辐射持久而不易烫伤患者皮肤，同时取其温润之性以防过燥，正符合"少火生气"的理论，从而为艾灸养生保健提供一种新的思路与方法。

## 二、隔玉灸的操作方法

操作方法：使用长约9厘米、宽约5厘米、厚约0.5厘米的仿照古时鱼形和田玉，在玉中间依灵龟形体打六个直径约3毫米的小孔，五个小孔组成一直径约2厘米的圆形，其中央再打一相同小孔，以作传热之功。

患者仰卧，取神阙穴、关元穴。常规消毒穴位后，在其上铺宽约35厘米、高约15毫米的两层真丝巾，将玉块置于真丝巾上，将艾绒制成底部直径为2.5厘米、高2厘米、重1.5~2克的艾炷并置于玉块中央小孔直上处，将六个小孔完全覆盖后点燃。若患者感觉灼热，可用手持玉块贴在真丝巾上上下滑行3～8厘米，片刻后移回所灸穴位处直至艾炷燃尽，连灸3壮。

# 第六节 麝 丹 灸

麝丹灸，古代又称"硫朱灸"，是以麝香、硫黄等制成丹粒状灸药，并用以施灸的一种治疗方法。《本草纲目拾遗》述之颇详："真麝香一钱，劈砂水飞二钱，好硫黄三钱，各研极细。先将硫黄化开，次入麝、砂二味，离火拌匀，在光石上摊作薄片，切如米如秕二样小块，贮瓶勿泄气。治病将药安患处，以灯火点着，候至火灭，连灰罨在肉上。"

## 一、处方组成

硫黄60克、朱砂15克、雄黄15克、麝香2克。

## 二、制备方法

（1）将硫黄粉置铜锅内，用文火加热，使其熔化。

（2）将研细和匀的朱砂、雄黄、麝香倒入其中，迅速搅拌均匀。

（3）待上药全部溶解后，将溶液缓缓倒入模具中，用凉水冷却成型，每粒250毫克。

（4）放入密封瓶中，低温、通风、干燥处保存。

## 三、适应证

腰椎间盘突出症属于中医"腰痹"之范畴，多因腰部外伤，局部气血瘀滞，腰及下肢经络之气血运行不通畅而致病。临床上除腰部钝痛、刺痛和放射痛反复发作外，常向一侧下肢放射。临床观察，患处多凉、麻、不适，遇冷或劳累后及夜间多明显加重。除患肢皮温低，肤色晦暗不华外，舌质多隐青或隐现瘀斑，符合中医"瘀证""寒证"之范畴。

## 四、选穴原则

取腰部患处椎间隙水平之督脉穴、夹脊穴、足太阳膀胱经上之深部压痛最敏感点为主穴，取患侧臀上皮神经及下肢足太阳膀胱经、足少阳胆经上之深部压痛最敏感点为配穴，每次灸疗取2～3个穴位。

## 五、操作方法

体位以施灸穴位朝上为佳，如灸穴在膀胱经时取俯卧位，在胆经时取健侧卧位。用75%酒精对灸穴进行常规消毒，揭去专用丹灸垫上的蜡纸并将丹灸垫贴于灸穴上，将麝香丹固定在丹灸垫上并点燃。随着麝香丹的燃烧，药物逐渐熔化，此时可借助拨火棒拨动药液以助药物彻底燃烧。待药液燃尽后揭去丹灸垫。

## 六、疗程疗次

每周灸3次，2周为1个疗程。

## 七、禁忌证

（1）破裂型腰椎间盘突出症。

（2）中央型腰椎间盘突出症。

（3）间盘纤维环伴有钙化及骨赘。

（4）合并有椎管狭窄症。

## 八、作用机理

### （一）使椎间盘突出组织脱水、萎缩，缓解机械压迫

现代医学认为，椎间盘纤维环及髓核组织含水70%～80%，机械性压迫神经根是引起腰痛及坐骨神经痛的主要原因。麝丹灸治疗腰椎间盘突出症，虽然不能复位，但有形态上的改变，即表现为使突出组织脱水、萎缩，CT值下降，可以缓解或减轻对神经根及硬膜囊的压迫刺激，从而使本病症状、体征改善或消除。

### （二）改善血液循环，消除化学性神经根炎

现代医学认为，突出的椎间盘附近的神经常有充血、水肿、炎症变化。其发病机理是纤维环破裂、髓核液溢出，对神经根产生强烈的化学性刺激，同时释放大量组织胺，引起

化学性神经根炎。炎症产生后粘连形成，神经缺血、兴奋阈降低，轻微刺激即产生疼痛。该疗法对血小板有解聚和降低黏附的作用，对血管、血液的活化有加强作用。血液循环的改善，可以增强腰椎病变局部的新陈代谢，减轻致痛物质的作用，从而消除神经根的充血、水肿、炎症反应，进而达到消炎止痛的目的。

### （三）疏通经络，活血散瘀

督脉为总督人身之脉，统摄诸阳之经；足之少阳、太阳两经从头到足，贯穿周身。采用麝丹灸对其要穴进行治疗，取其温热可以通阳散寒，芳香药物透达之功较强，可以启动机关枢纽，疏通经络、活血散瘀，使一身之阳气宣通无阻，运行自如，瘀滞得通，疼痛自消。

# 第七节　中和理气灸

## 一、"中和理气"的含义

"中和"不是儒家所说的"中庸之道"，而是来自道教经典《太平经》。《太平经》成书于东汉，相传是神人授予方士于吉的，其书目最早见于葛洪的《抱朴子》，内容博大，涉及天地、阴阳、五行、辟谷、食气、服药、养生、房中、针灸、占卜、符咒等，哲学基础为"元气论"。《太平经》言"夫物，始于元气"，元气是天地万物的本源，天地万物都是由元气化生、元气组成的。《太平经》说："元气有三名，太阴、太阳、中和。形体有三名，天、地、人。"其认为形成天体的元气，名为太阳；形成地体的元气，名为太阴；形成人体的元气，名为中和。三者名称虽然不同，但均来自"同一元气"，这便是它的天、地、人"三合相通"说的理论基础。如《太平经》中举例："男女相通，并力同心共生子；三人相通，并力同心，共治一家。君臣民相通，并力同心，共成一国。故有阳无阴，不能独生，治亦绝灭；有阴无阳，亦不能独生，治亦绝灭；有阴有阳而无和，不能传其类，亦绝灭。故有天而无地，凡物无于止；有地而无天，凡物无于生；有天地相连而无和，物无于相容自养也。故男不能独生，女不能独养，男女无可生子，以何而成一家，而名为父与母乎？故天法皆使三合乃成。"《太平经》认为人体是由中和之气所形成的，所以"中和理气灸"的"中和"代表以人为本。中和理气灸的核心思想为人身自成系统，人的元气也分为太阴、太阳和中和，通过艾灸穴位调理人体的元气，使体内"太阴、太阳、中和"三合相通，从而使气机正常运转，达到治病和养生的目的。

## 二、中和理气灸的临床应用思路

《素问·生气通天论》说："阴平阳秘，精神乃治，阴阳离决，精气乃绝。"具体到人体，如图6-16所示，把人体的生理病理状态分成九种，只有中心之"O"点为寒热虚实均未偏颇的平衡状态。中和理气灸的目的，简单概括就是"从四端往中间灸"。

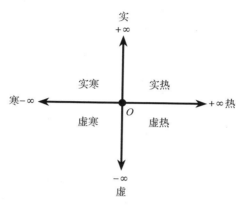

图6-16　中和理气灸的临床应用思路

## 三、中和理气灸的取穴特点

（1）循环施灸，一般以3天为1个疗程。

（2）取穴较少，一般每天只取3个穴位。

（3）沟通脏腑，最终达到治标又治本的目的。

所以中和理气灸非常适合快节奏生活的现代人。

## 四、中和理气灸的步骤

### （一）定阿是穴

阿是穴，又叫"天应穴""不定穴"，穴位随病而定，可位于病变部位的附近，也可在距离较远的部位，没有固定的位置和名称。阿是穴的含义是由《黄帝内经》中"以痛为腧"的理论发展而来的，但"阿是"这一名称首见于孙思邈的《千金要方》。阿是穴可以在全身任何地方出现，是一种临时腧穴现象。当疾病发生的时候，人体的某一部分就会出现相应的气血阻滞，造成气血的局部性、临时性聚集，从而出现阿是现象。当疾病解除时，气血的临时聚集也随之解除，阿是穴现象即消失。因而，阿是穴多用以治疗各种局部性痛症，也可用以治疗躯体病、脏腑病及与之相关的各种病症。只要诊断正确，并对该阿是穴进行针刺、艾灸、按摩等适当处理，往往能收到立竿见影的效果。如《素问·骨空论》说："切之坚痛，如筋者灸之。"

中和理气灸中"哪里痛灸哪里"的阿是穴思想只限于经筋病的范畴。比如颈项痛，可在左侧胸锁乳突肌处寻找到阿是穴，在此施以恰当处理，当阿是穴缓解后，颈项痛治愈；岔气呼吸疼痛，可在胁肋部寻找到阿是穴，并施以恰当处理而使疼痛、岔气消失；胃痛，在腹部往往会出现条索状反应物，此处多为阿是穴所在处，施以恰当处理可使反应物软化，胃痛即可治愈；肩周炎、网球肘，常可在背部和手臂外侧找到结节和条索状反应物，即阿是穴所在处。

中和理气灸的阿是穴思想，可更多地应用于脏腑疾病，并通过经络原理在相应穴位附近寻找到阿是穴。比如胆囊炎，可在胆经阳陵泉下2寸，即"胆囊穴"附近寻找到结节或压痛点；阑尾炎，可在足三里下2寸，即"阑尾穴"附近寻找到结节或压痛点；肾结石，可在太溪穴和复溜穴之间寻找到压痛点；心脏病，常可在背部神道穴和手臂内侧寻找到疼痛点；血液病（如白血病），常可在背部至阳穴附近寻找到压痛点等。

一般来说，局部痛点往往是经脉气血不通造成的，所以通过艾灸的温通，或者针刺的引气作用，往往在阿是穴处治疗就可以缓解或治愈疾病。其中艾灸常用麦粒灸或隔姜灸的方法。为了方便记忆，中和理气灸的阿是穴用法被总结成一首打油诗。

阿是穴用好，规律要记牢：

经筋病在表，痛点周边找；

艾灸用艾条，实按灸也好；

经络病在里，循经远端找；

艾灸用麦粒，隔姜灸更好！

## （二）阴阳配穴

所有的疾病，要想标本兼治，最终都要做到沟通脏腑。脏属阴，腑属阳，中和理气灸沟通脏腑的方法，是通过背部督脉上的经络治疗点，结合胸腹部的内脏治疗点，一阳一阴配合使用而实现的（图6-17）。

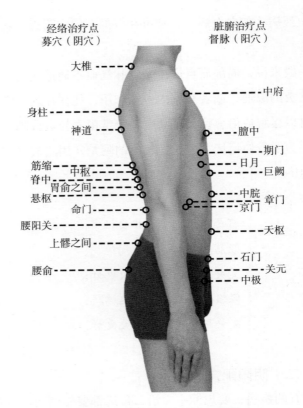

经络治疗点
募穴（阴穴）

脏腑治疗点
督脉（阳穴）

大椎 - - - -

- - - - 中府

身柱 - - - -

神道 - - - -

- - - 膻中

- - - 期门

筋缩 - - - 中枢 - - -

- - - 日月

脊中 - - - 胃俞之间 - - -

- - - 巨阙

悬枢 - - -

- - - 中脘 - - 章门

命门 - - - -

- - - 京门

腰阳关 - - - -

- - - 天枢

上髎之间 - - -

- - - 石门

- - - 关元

腰俞 - - - -

- - - 中极

**图6-17　中和理气灸阴阳配穴**

　　常见经验穴有：疝气用大敦、崩漏用隐白、痔疮用孔最、血液病用膈俞、便秘用天枢、鼻炎用迎香等。其他常见症状的对症取穴举例如下表。

表6-1　症状及选穴图

| 症状 | 选穴 | 症状 | 选穴 |
|------|------|------|------|
| 发热 | 大椎、曲池、合谷 | 阴痒 | 蠡沟 |
| 昏迷 | 水沟、十宣 | 噎症 | 天突、内关 |
| 虚脱 | 关元、神阙、足三里 | 胸闷 | 中脘、内关 |
| 多汗 | 合谷、复溜 | 胸痛 | 膻中、内关 |
| 盗汗 | 后溪、阴郄 | 恶心呕吐 | 内关、足三里 |
| 失眠 | 神门、三阴交 | 呃逆 | 膈俞、内关、劳宫 |
| 多梦 | 心俞、神门、足窍阴 | 腹胀 | 天枢、气海、内关、足三里 |
| 失音 | 扶突、合谷、间使 | 胁肋痛 | 支沟、阳陵泉 |
| 牙关紧闭 | 下关、颊车、合谷 | 消化不良 | 足三里、公孙 |
| 舌强 | 哑门、廉泉、通里 | 尿闭 | 三阴交、阴陵泉 |
| 喉痹 | 合谷、少商 | 遗精、阳痿、早泄 | 关元、三阴交 |
| 流涎 | 水沟、颊车、合谷 | 尿失禁 | 曲骨、三阴交 |
| 心悸 | 内关、郄门 | 便秘 | 天枢、支沟 |
| 咳嗽 | 天突、列缺 | 脱肛 | 长强、承山 |
| 疳积 | 四缝 | 腨部扭筋 | 承山、阳陵泉 |
| 乳汁不下 | 少泽 | 皮肤瘙痒 | 曲池、血海、三阴交 |
| 高血压 | 人迎 | 虚弱 | 足三里 |
| 崩漏 | 隐白 | | |

# 第八节　体质艾灸保健

人作为一个整体，通过经络的相互联系而实现五脏六腑、四肢百骸之间的协调。在特定穴位上施灸，能对人体各生理功能产生多层次的影响，各生理功能之间相互激发、相互协同、作用叠加，使生理功能出现放大效应。

# 一、成人体质艾灸保健

每个人由于先天的遗传以及后天饮食、生活习惯、自然、社会、家庭环境等多种因素的影响，在其生长发育和衰老的过程中，形成外表形态上和心理、生理功能上相对稳定的不同特征。王琦教授（我国著名的中医学家、中医养生专家）依据这些不同特征，提出中医体质学说，并编写了《中医体质学》专著。该学说将成人的体质分为平和质、气虚质、阳虚质、阴虚质、痰湿质、湿热质、血瘀质、气郁质、特禀质九个类型。通过认识各种体质的特点并进行配穴施灸，可以使艾灸效果最大化。

## （一）平和质

【临床表现】阴阳气血调和，体态适中，面色红润，精力充沛，睡眠良好，胃纳佳，二便正常，舌色淡红，苔薄白，脉和缓有力。性格开朗，对自然环境和社会环境适应能力较强，平素患病较少。

【艾灸取穴】百会、风门、关元、气海、足三里。

## （二）气虚质

【临床表现】元气不足，疲乏，气短，自汗，舌淡红，边有齿痕，脉弱。性格偏内向，不耐受风、寒、暑、湿邪。易患感冒、内脏下垂等病，病后康复缓慢。

【艾灸取穴】百会、风门、中脘、气海、关元。

## （三）阳虚质

【临床表现】阳气不足，畏寒怕冷，手足不温，喜热饮食，精神不振，舌淡胖嫩，脉沉迟。性格多沉静、内向。耐夏不耐冬，易感风、寒、湿邪，易患痰饮、肿胀、泄泻等病，感邪易从寒化。

【艾灸取穴】命门、肾俞、至阳、百会、关元。

## （四）阴虚质

【临床表现】阴液亏少，口燥咽干，手足心热，喜冷饮，大便干燥，舌红少津，脉细数。性情急躁，外向好动，活泼。耐冬不耐夏，不耐受暑、热、燥邪，易患虚劳、失精、不寐等病，感邪易从热化。

【艾灸取穴】涌泉、气海、中脘、肾俞、太溪。

## （五）痰湿质

【临床表现】痰湿凝聚，形体肥胖，腹部肥满，口黏苔腻，喜食肥甘甜黏，脉滑。性格偏温和、稳重，多善于忍耐。对梅雨季节及湿重环境适应能力差，易患消渴、中风、胸痹等病。

【艾灸取穴】中脘、丰隆、阴陵泉、足三里、气海。

## （六）湿热质

【临床表现】湿热内蕴，面垢油光，口苦，大便黏滞不畅或燥结，小便短黄，苔黄腻，脉滑数。容易心烦急躁。对夏末秋初湿热气候，湿重或气温偏高环境较难适应。易患疮疖、黄疸、热淋等病。

【艾灸取穴】涌泉、阴陵泉、丰隆、肾俞、脾俞。

### （七）血瘀质

【临床表现】血行不畅，肤色晦暗，舌质紫暗，舌下络脉紫暗或增粗，脉涩。易烦，健忘。不耐受寒邪，易患癥瘕及痛证、血证等。

【艾灸取穴】膈俞、肝俞、三阴交、血海、关元。

### （八）气郁质

【临床表现】气机郁滞，神情抑郁，忧虑脆弱，烦闷不乐，舌淡红，苔薄白，脉弦。性格内向不稳定、敏感多虑。对精神刺激适应能力较差，不适应阴雨天气，易患脏躁、梅核气、百合病及郁证等。

【艾灸取穴】太冲、带脉、内关、中脘、期门。

### （九）特禀质

【临床表现】先天失常，生理缺陷，过敏反应（如哮喘、风团、咽痒、鼻塞、喷嚏等）；患遗传性疾病者有垂直遗传、先天性、家族性特征；患胎传性疾病者具有母体影响胎儿个体生长发育及相关疾病特征。适应能力差，如过敏体质者对易致过敏的季节适应能力差，易引发宿疾。过敏体质者易患哮喘、荨麻疹、花粉症及药物过敏等；遗传性疾病如血友病、先天愚型等；胎传性疾病如五迟（立迟、行迟、发迟、齿迟和语迟）、五软（头软、项软、手足软、肌肉软、口软）、解颅、胎惊等。

【艾灸取穴】肺俞、大椎、膏肓、中脘、足三里。

## 二、儿童体质艾灸保健

徐荣谦教授根据"天癸"理论，分析人各期的生理、心理的发展变化，提出"三阳学说"，并在古代医家"少阳学说"和王琦教授"体质学说"的基础上，提出儿童的九种体质。

中医学认为，儿童出生后脏腑功能有"三不足，两有余"的特点，其中肺、脾、肾三脏功能表现为相对不足，而心、肝二脏表现为相对有余。徐荣谦教授的"儿童体质学说"在继承传统学术观点的基础上，结合当代的临床，充分阐述和发展了儿童的体质特点，为中医临床工作提供了科学的指导，对于不同体质类型的儿童，有针对性地提出相关艾灸保健穴位，具体如下。

### （一）偏肺虚质

【临床表现】容易反复感冒，偶有鼻塞流涕或干燥或鼻出血，容易出汗，面色偏白，气怯声低，时有轻咳，舌质淡，苔白，指纹浮红，脉象多浮。

【艾灸取穴】风门、肺俞。

## （二）偏脾虚质

【临床表现】容易疲劳，肤色微黄，形态偏瘦，喜静懒动，食欲稍差，偏食，或流涎，大便偏溏，唇甲色淡，舌体胖嫩，时有地图舌，指纹淡滞，脉象浮缓。

【艾灸取穴】足三里、中脘。

## （三）偏肝亢质

【临床表现】容易脾气暴躁，性情偏激，任性冲动，固执己见，夜卧欠安，时感口苦，偶有惊惕，或有磨牙，头屑偏多，头发油腻，面红目赤或面色泛青，大便色青，舌质偏青，苔薄黄，指纹色青，脉象偏弦。

【艾灸取穴】神阙、身柱。

## （四）偏怯弱质

【临床表现】性格内向，懦弱谨慎，缺乏自信，胆小易惊，睡中哭闹，梦中易惊，敏感多疑，畏缩不前，遇事优柔寡断，鼻周泛青，舌淡苔白，指纹青紫，脉多弦细。

【艾灸取穴】命门。

## （五）偏肾虚质

【临床表现】身材偏小，毛发少泽，面色偏黑而少光泽，记忆力较差，气息低怯，腿脚偏软，不能久行，喜让人抱，小便偏多，舌胖嫩，指纹色淡或暗，脉沉迟。

【艾灸取穴】膏肓、至阳。

## （六）偏阳热质

【临床表现】容易激动亢奋，喜动恶静，嬉笑话多，喜冷恶热，口渴喜饮，鼻干咽燥，口唇红赤，面色红赤，心烦意乱，时有梦话，夜卧不安，扬手踯足，小便短黄，大便偏干，吐舌弄舌，舌质干红，苔黄厚腻，指纹色紫，脉数。

【艾灸取穴】涌泉。

## （七）偏阴虚质

【临床表现】形体偏瘦，头发干枯少光泽，眼睛干涩，鼻腔微干，口唇偏干，口燥咽干，渴喜冷饮，时有盗汗，心烦多梦，性情急躁，活泼好动，皮肤干燥，手足心热，小便短黄，大便偏干，午后两颧潮红，舌质红，少津少苔，指纹偏紫，脉象细数。

【艾灸取穴】涌泉、三阴交。

## （八）特禀质

【临床表现】胎禀不足，素体虚弱，形体瘦弱，面色白，食欲不振，筋骨痿软，容易感冒或皮肤瘙痒，皮肤一抓就红且易出现抓痕。反复皮疹，时打喷嚏，鼻塞流涕，时轻时重。每遇花粉等特殊物质则症状突然加重，甚则危及生命。

【艾灸取穴】足三里、迎香。

## （九）平和质

【临床表现】形神气充，肤色红润，语声清切，性情开朗，饮食正常，不偏食，大便不软不硬，睡眠正常，舌淡红，苔薄白，脉象和缓有力。指纹淡或无。

【艾灸取穴】足三里。

# 第九节　天 灸 疗 法

天灸又称"药物灸""发疱灸"，是指将经过特殊调配的药物贴敷在特定穴位上，通过药物的持续刺激，使局部皮肤自然充血、潮红或起疱的一种中医外治法。天灸疗法是古代冷灸法的一种，最早见载于南北朝梁宗懔所著的《荆楚岁时记》中，属现代"穴位敷贴疗法"。"天灸"一词首次出现在唐代孙思邈的《千金要方》，书中记载："用旱莲草锤碎，置于掌上一夫，当两筋中（间使穴）以古文钱压之，系之以故帛，未久即起小泡，谓之天灸，尚能愈症。"而清代吴师机的《理瀹骈文》是外治法的集大成者，对天灸的论述也非常详尽。其认为内服汤药与外贴膏药有一样的功效："凡病多从外入，故医有外治法，经文内取外取并列，未尝教人专用内置也……外治之理，即内治之理，外治之药，亦即内治之药，所异者法耳。"并且吴氏强调外用"膏中用药味，必得通经走络，开窍透骨，拔病外出之品为引"。同时"须知外治者，气血流通即是补，不药补亦可"。这些内容都详细地为天灸的用药和治疗提供确切的理论指导。

# 一、天灸疗法的作用机制

## （一）局部刺激作用

天灸所采用的药物大都带有较强的刺激性，如独蒜、斑蝥、巴豆、白芥子等，能够刺激皮肤并使其发热，致使贴敷的皮肤局部发疱，因为药物之药性辛温可使皮肤局部血管扩张，促进血液循环，改善周围组织营养，从而起到活血化瘀、消肿散结的作用，甚者发疱化脓，使渗出液增加，发挥消炎退肿、祛腐生新的效果。

## （二）药物功效

药物透过特定腧穴的皮肤，其有效成分通过血液循环直达病变部位，发挥其药理效应。药物通过经络腧穴的传输，被吸收、利用的同时，经络腧穴对药物刺激做出较强反应，将药物作用放大，其疗效是经络腧穴与药物两者共同作用的结果，它们之间相互激发、相互协同，作用叠加。

## （三）穴位调节功能

中医脏腑与经络之间理论相关，与其对应的脏腑的经络穴位，不仅能反映各脏腑的生理或病理机能，同时也是治疗五脏六腑疾病的有效刺激点。天灸药物作用于体表腧穴相应的皮肤，通过经络的传导和调整，纠正脏腑阴阳的偏盛或偏衰，改善经络气血的运行，对五脏六腑的生理功能和病理状态产生良好的调整和治疗作用，使其趋于平衡，达到消除疾病的目的。

### （四）免疫调节作用

通过提高巨噬细胞的吞噬功能，增加淋巴细胞转化率等，增强细胞免疫功能，减少嗜酸性粒细胞的数量，降低免疫球蛋白和补体C3的含量，有效抑制机体的过敏状态，从而调整和增强人体的免疫功能。

## 二、天灸疗法的作用

### （一）温经散寒

针对寒湿痹病、风寒咳喘等偏寒性的病症，采用性味辛温的药物，如细辛、附子、白芥子等作为天灸材料，可起到温经散寒通络的作用。

### （二）祛风除湿

针对脾肾不足、水湿阻滞的病症，采用防风、白术、茯苓等药物，能够起到健脾除湿祛风的作用。

### （三）通痹止痛

针对疼痛、麻木这一类病症，采用附子、川芎、艾叶等药物，能够起到活血通络、通痹止痛的作用。

### （四）增强免疫力

采用防风、白术、厚朴等药物，以起到补益肺气、健脾开胃、温肾祛寒等保健作用。

## 三、天灸疗法的分类

根据不同的贴药时间将天灸疗法分为三伏天灸和三九天灸两种。不一样的贴药时间，针对治疗的病症也会不同。

三伏天灸是根据"天人相应""春夏养阳""冬病夏治"理论进行治疗的。夏至后第三个庚日为初伏，第四个庚日为中伏，立秋后第一个庚日为末伏。庚日是指"天干地支纪日法"中带庚字头的那一天。"伏者，金气伏藏之日"，五行学说中庚属金，肺亦属金，故庚与肺相配。三伏之日，肺脏气血通畅，药物易于深达脏腑，是调理治疗肺脏疾患的最好时机。另外，三伏天是夏季最热的时候，据《黄帝内经》所述的"天人合一"理论，人体与自然界的阳气均生于春，旺于夏，收于秋，而藏于冬。夏天阳气最旺，而三伏天属阳中之阳，此时用辛温走窜的药物可增强阳气，对秋冬易发的"寒质"疾病能起到事半功倍的效果，谓之"冬病夏治"。而且三伏天时，人体皮肤松弛，毛孔大张，药物更易渗透入皮肤，刺激穴位，起到疏通经络，调节脏腑，治病强身的功效。

三九天灸是"冬治三九"的一种独特理疗方法，与"夏治三伏"的"三伏天灸"一样，属于中医的天灸疗法。其中每年冬至后的第1天至第27天称为"三九天"。三九天为一年当中气温最低的时候，此时人体阳气收藏，气血运行不畅，皮肤干燥，毛孔堵塞，根据"寒者热之""虚者补之"的中医理论，在三九天进行药物贴敷治疗，可起到温阳通经，祛风散寒，行气通筋止痛，健脾补肾益肺等功效，同时还能够加强和巩固三伏天灸的疗效。

## 四、适应证

### （一）肺系相关病症

包括过敏性鼻炎、慢性咳喘（如哮喘、慢性支气管炎、过敏性咳嗽、慢性肺气肿等）、慢性咽炎、体虚感冒等。

### （二）痛症

如颈肩腰腿痛、膝关节骨性关节炎、风湿性关节炎、网球肘、胃痛、痛经等。

### （三）其他病症

如失眠、慢性肠炎、消化不良、慢性盆腔炎、夜尿症、遗尿等。

## 五、禁忌证

（1）贴敷部位有皮肤创伤、皮肤溃疡、皮肤感染。

（2）对敷贴药物或敷料成分过敏者。

（3）瘢痕体质，或者对皮肤色素沉着、灼伤等影响美观介意。

（4）发热、咽痛、咳嗽、咳黄稠痰、咯血。

（5）医生认为不宜使用的情况。

## 六、注意事项

（1）贴敷时间：一般成人的贴药时间以20～60分钟为宜，小孩贴药的时间酌减，如3岁儿童15～30分钟，以皮肤感受和耐受灼热程度为察看指标，避免灼伤皮肤。

（2）不宜人群：孕妇、月经期妇女、发热患者不宜贴药；2岁以下婴儿慎贴药，但个别婴幼儿因病情需要者，建议贴药时间不宜超过10分钟。

（3）贴药后皮肤出现红晕属正常现象，可外涂皮肤软膏以缓解不适症状；如贴药时间过长引起水疱，应保护创面，避免抓破感染，必要时前往医院处理或搽烫伤软膏，并注意控制饮食，不宜食用"发物"，如鸡肉、鸭肉、鹅肉、牛肉、虾、蟹、海产品、花生、韭菜、芋头等；对于个别出现皮肤过敏者，可搽抗过敏药膏并及时前往医院处理。

（4）为巩固疗效，避免相关不良反应，天灸期间应注意清淡饮食，不宜嗜吃生冷，以防损伤正气影响疗效；女士贴药时不宜穿连衣裙、连身衣，尽量选择较宽松的衣服；贴药后不宜进行剧烈活动以免大量出汗导致药膏脱落。

## 七、二十四节气天灸

根据二十四节气的不同，选择各节气对人体脏腑功能有影响的相关腧穴进行穴位敷贴，从而达到防病、治病的目的。根据节气的不同，对应预防和治疗的疾病也不同。二十四节气天灸最好在节气前后1～3天，尤其是节气当天内进行。天灸前，对相应经络穴位进行点按，可激发调整经络气血，提高二十四节气天灸的保健效果。

## （一）春季

【主方】桂枝、细辛、艾叶等，并根据6个不同节气进行加减。

### 1. 立春

主方加路路通。

【开穴】瞳子髎。大拇指揉按50次，力度中等。

【穴位点按】用大拇指或食指指端着力，分别在太冲、关元、悬钟、胆俞行揉按法，每个穴位约50次，力度适中。

【穴位贴敷】取保健贴贴于太冲、关元、悬钟、胆俞。

【闭穴】足窍阴。大拇指揉按50次，力度轻柔。

### 2. 雨水

主方加藿香。

【开穴】瞳子髎。大拇指揉按50次，力度中等。

【穴位点按】用大拇指或食指指端着力，分别在足三里、阳陵泉、气海、胆俞行揉按法，每个穴位约50次，力度适中。

【穴位贴敷】取保健贴贴于足三里、阳陵泉、气海、胆俞。

【闭穴】足窍阴。大拇指揉按50次，力度轻柔。

### 3. 惊蛰

主方加白芍。

【开穴】大敦。大拇指揉按50次，力度中等。

【穴位点按】用大拇指或食指指端着力，分别在太冲、关元、章门、肝俞行揉按法，每个穴位约50次，力度适中。

【穴位贴敷】取保健贴贴于太冲、关元、章门、肝俞。

【闭穴】期门。大拇指揉按50次，力度轻柔。

4. 春分

主方加沙苑子。

【开穴】大敦。大拇指揉按50次，力度中等。

【穴位点按】用大拇指或食指指端着力，分别在蠡沟、命门、身柱、肝俞行揉按法，每个穴位约50次，力度适中。

【穴位贴敷】取保健贴贴于蠡沟、命门、身柱、肝俞。

【闭穴】期门。大拇指揉按50次，力度轻柔。

5. 清明

主方加菊花。

【开穴】中府。大拇指揉按50次，力度中等。

【穴位点按】用大拇指或食指指端着力，分别在尺泽、足三里、肺俞行揉按法，每个穴位约50次，力度适中。

【穴位贴敷】取保健贴贴于尺泽、神阙、足三里、肺俞。

【闭穴】少商。大拇指揉按50次，力度轻柔。

6. 谷雨

主方加香薷。

【开穴】中府。大拇指揉按50次，力度中等。

【穴位点按】用大拇指或食指指端着力，分别在孔最、大椎、足三里、肺俞行揉按法，每个穴位约50次，力度适中。

【穴位贴敷】取保健贴贴于孔最、大椎、足三里、肺俞。

【闭穴】少商。大拇指揉按50次，力度轻柔。

## （二）夏季

【主方】白芥子、细辛、肉桂等，并根据6个不同节气做加减。

### 1. 立夏

主方加琥珀。

【开穴】商阳。大拇指揉按50次，力度中等。

【穴位点按】用大拇指或食指指端着力，分别在曲池、足三里、内关、大肠俞行揉按法，每个穴位约50次，力度适中。

【穴位贴敷】取保健贴贴于曲池、足三里、内关、大肠俞。

【闭穴】迎香。大拇指揉按50次，力度轻柔。

### 2. 小满

主方加厚朴。

【开穴】商阳。大拇指揉按50次，力度中等。

【穴位点按】用大拇指或食指指端着力，分别在天枢、足三里、阴陵泉、大肠俞行揉按法，每个穴位约50次，力度适中。

【穴位贴敷】取保健贴贴于天枢、足三里、阴陵泉、大肠俞。

【闭穴】迎香。大拇指揉按50次，力度轻柔。

3. 芒种

主方加高良姜。

【开穴】承泣。大拇指揉按50次，力度中等。

【穴位点按】用大拇指或食指指端着力，分别在足三里、天枢、脾俞、胃俞行揉按法，每个穴位约50次，力度适中。

【穴位贴敷】取保健贴贴于足三里、天枢、脾俞、胃俞。

【闭穴】厉兑。大拇指揉按50次，力度轻柔。

4. 夏至

主方加川芎。

【开穴】承泣。大拇指揉按50次，力度中等。

【穴位点按】用大拇指或食指指端着力，分别在足三里、关元、命门、胃俞行揉按法，每个穴位约50次，力度适中。

【穴位贴敷】取保健贴贴于足三里、关元、命门、胃俞。

【闭穴】厉兑。大拇指揉按50次，力度轻柔。

5. 小暑

主方加苍术。

【开穴】隐白。大拇指揉按50次，力度中等。

【穴位点按】用大拇指或食指指端着力，分别在足三里、三阴交、阴陵泉、脾俞行揉按法，每个穴位约50次，力度适中。

【穴位贴敷】取保健贴贴于足三里、三阴交、阴陵泉、脾俞。

【闭穴】大包。大拇指揉按50次，力度轻柔。

6. 大暑

主方加五味子。

【开穴】隐白。大拇指揉按50次，力度中等。

【穴位点按】用大拇指或食指指端着力，分别在足三里、命门、关元、脾俞行揉按法，每个穴位约50次，力度适中。

【穴位贴敷】取保健贴贴于足三里、命门、关元、脾俞。

【闭穴】大包。大拇指揉按50次，力度轻柔。

## （三）秋季

【主方】五味子、五倍子、五爪龙等，并根据6个不同节气做加减。

1. 立秋

主方加葛根。

【开穴】青灵（代极泉）。大拇指揉按50次，力度中等。

【穴位点按】用大拇指或食指指端着力，分别在内关、脾俞、肺俞、心俞行揉按法，每个穴位约50次，力度适中。

【穴位贴敷】取保健贴贴于内关、脾俞、肺俞、心俞。

【闭穴】少冲。大拇指揉按50次，力度轻柔。

2. 处暑

主方加白术。

【开穴】青灵（代极泉）。大拇指揉按50次，力度中等。

【穴位点按】用大拇指或食指指端着力，分别在关元、命门、肾俞、心俞行揉按法，每个穴位约50次，力度适中。

【穴位贴敷】取保健贴贴于关元、命门、肾俞、心俞。

【闭穴】少冲。大拇指揉按50次，力度轻柔。

3. 白露

主方加白芍。

【开穴】少泽。大拇指揉按50次，力度中等。

【穴位点按】用大拇指或食指指端着力，分别在三阴交、养老、足三里、小肠俞行揉按法，每个穴位约50次，力度适中。

【穴位贴敷】取保健贴贴于三阴交、养老、足三里、小肠俞。

【闭穴】听宫。大拇指揉按50次，力度轻柔。

4. 秋分

主方加党参。

【开穴】少泽。大拇指揉按50次，力度中等。

【穴位点按】用大拇指或食指指端着力，分别在肺俞、关元、小海、小肠俞行揉按法，每个穴位约50次，力度适中。

【穴位贴敷】取保健贴贴于肺俞、关元、小海、小肠俞。

【闭穴】听宫。大拇指揉按50次，力度轻柔。

5. 寒露

主方加桂枝。

【开穴】睛明。大拇指揉按50次，力度中等。

【穴位点按】用大拇指或食指指端着力，分别在足三里、关元、昆仑、膀胱俞行揉按法，每个穴位约50次，力度适中。

【穴位贴敷】取保健贴贴于足三里、关元、昆仑、膀胱俞。

【闭穴】至阴。大拇指揉按50次，力度轻柔。

6. 霜降

主方加干姜。

【开穴】睛明。大拇指揉按50次，力度中等。

【穴位点按】用大拇指或食指指端着力，分别在足三里、脾俞、肾俞、膀胱俞行揉按法，每个穴位约50次，力度适中。

【穴位贴敷】取保健贴贴于足三里、脾俞、肾俞、膀胱俞。

【闭穴】至阴。大拇指揉按50次，力度轻柔。

## （四）冬季

【主方】细辛、丁香、益智仁等，并根据6个不同节气做加减。

1. 立冬

主方加益智仁。

【开穴】涌泉。大拇指揉按50次，力度中等。

【穴位点按】用大拇指或食指指端着力，分别在关元、足三里、照海、肾俞行揉按法，每个穴位约50次，力度适中。

【穴位贴敷】取保健贴贴于关元、足三里、照海、肾俞。

【闭穴】俞府。大拇指揉按50次，力度轻柔。

2. 小雪

主方加骨碎补。

【开穴】涌泉。大拇指揉按50次，力度中等。

【穴位点按】用大拇指或食指指端着力，分别在神阙、命门、气穴、肾俞行揉按法，每个穴位约50次，力度适中。

【穴位贴敷】取保健贴贴于神阙、命门、气穴、肾俞。

【闭穴】俞府。大拇指揉按50次，力度轻柔。

3. 大雪

主方加玉竹。

【开穴】天池。大拇指揉按50次，力度中等。

【穴位点按】用大拇指或食指指端着力，分别在血海、三阴交、内关、心包俞行揉按法，每个穴位约50次，力度适中。

【穴位贴敷】取保健贴贴于血海、三阴交、内关、心包俞。

【闭穴】中冲。大拇指揉按50次，力度轻柔。

4. 冬至

主方加吴茱萸。

【开穴】天池。大拇指揉按50次，力度中等。

【穴位点按】用大拇指或食指指端着力，分别在神阙、命门、劳宫、心包俞行揉按法，每个穴位约50次，力度适中。

【穴位贴敷】取保健贴贴于神阙、命门、劳宫、心包俞。

【闭穴】中冲。大拇指揉按50次，力度轻柔。

5. 小寒

主方加桂枝。

【开穴】关冲。大拇指揉按50次，力度中等。

【穴位点按】用大拇指或食指指端着力，分别在关元、肾俞、外关、三焦俞行揉按法，每个穴位约50次，力度适中。

【穴位贴敷】取保健贴贴于关元、肾俞、外关、三焦俞。

【闭穴】丝竹空。大拇指揉按50次，力度轻柔。

6. 大寒

主方加干姜。

【开穴】关冲。大拇指揉按50次，力度中等。

【穴位点按】用大拇指或食指指端着力，分别在足三里、肺俞、三阳络、三焦俞行揉按法，每个穴位约50次，力度适中。

【穴位贴敷】取保健贴贴于足三里、肺俞、三阳络、三焦俞。

【闭穴】丝竹空。大拇指揉按50次，力度轻柔。

艾灸祛病

第七章

# 艾灸与现代常见病

# 第一节　呼吸系统常见病症艾灸治疗

　　呼吸系统的主要机能是呼出二氧化碳，吸进氧气，完成机体和外界间的气体交换，实现新陈代谢的过程。凡因该功能失常而出现的诸多症状体征，均属呼吸系统病症。

　　人体的呼吸功能由肺所主，通过肺的宣发与肃降，实现一呼一吸的气体交换过程。同时，吸入的清气，通过肺之肃降作用下达于肾，经肾的摄纳潜藏，使其维持一定的深度，而利于气体交换过程的顺利完成。正如清代林佩琴在《类证治裁·喘证》中所言："肺为气之主，肾为气之根。肺主出气，肾主纳气。阴阳相交，呼吸乃和。"如肺主出气、肾主纳气功能出现问题，则可引起感冒、咳嗽、哮喘等呼吸系统病症。

　　肺位于胸腔，覆盖于其他脏腑之上，位置最高，并与外界相通，故外邪袭人，肺先受之。而风为百病之长，其性轻扬开泄，易袭人之阳位，因而风邪常兼他邪而伤肺。肺为娇脏，喜润恶燥，因而燥邪伤人，易伤肺络。综上，治疗呼吸系统病症，补益肺肾的同时常兼祛风、润燥。

## 一、临床表现

### 1. 感冒

初起鼻、咽作痒而不适，鼻塞、流清涕、打喷嚏、声重而嘶、头痛、恶风等；继而恶寒发热、咳嗽、咽痛、肢节酸重不适等；迁延日久，可转为慢性鼻炎，以鼻塞、流涕、打喷嚏、嗅觉减退为主症，常因环境突变或接触异物而诱发。

### 2. 咳嗽

起病较急，病初干咳，咽喉或痒或痛，数日后咯出少量黏痰或稀痰，可伴有发热、恶寒、流涕、头身酸痛等症；若迁延不愈或形成慢性病程，则表现为反复咳嗽、咯痰，或伴有喘息，秋冬加重而春夏减轻，甚者常年咳嗽不断，发为咳喘重症。

### 3. 哮喘

发作前有鼻咽发痒、咳嗽、打喷嚏、胸闷等先兆，发作时突感胸闷、呼吸困难、喉中哮鸣、呼气延长、不得平卧、烦躁、汗出，甚则紫绀。发作将停时，常咳出较多稀薄痰液，随之气促减轻，哮喘缓解。

## 二、取穴与操作方法

肺俞：在背部，当第三胸椎棘突下，旁开1.5寸（图7-1）。

肾俞：在腰部，当第二腰椎棘突下，旁开1.5寸（图7-1）。

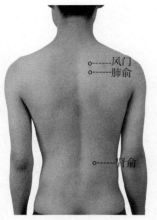

图7-1　风门、肺俞、肾俞

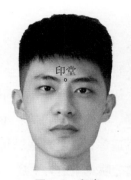

图7-2　印堂

风门：在背部，当第二胸椎棘突下，旁开1.5寸（图7-1）。

印堂：在额部，当两眉头之中间（图7-2）。

膻中：在胸部，当前正中线上，平第四肋间，两乳头连线的中点（图7-3）。

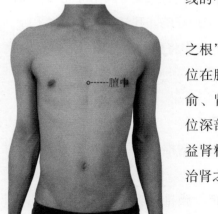

图7-3　膻中

"肺为气之本，肾为气之根"，呼吸系统病症初起病位在肺，日久则伤肾。艾灸肺俞、肾俞，使温热之灸感向穴位深部透达，可起到补肺气、益肾精的作用，既治肺之标又治肾之本。

《针灸甲乙经》有言："风眩头痛，鼻不利，时嚏，清涕自出，风门主之。"《会元针灸学》曰："风门者，风所出入之门也。"风门为临床祛风常用穴之一。因双侧风门与双侧肺俞上下相临，艾灸时，以此四穴构成的环形进行回旋灸，既祛邪（风邪）又扶正（肺气）。

鼻为呼吸之气出入的通道，印堂位于鼻根部，督脉循行线上，具有疏通督脉经气的作用。温和灸印堂，灸感沿鼻梁下行至鼻尖并扩散至双侧鼻腔，此时鼻塞症状常可缓解。

膻中为气之会穴，《针灸甲乙经》云："咳逆上气，唾喘短气，不得息，口不能言，膻中主之。"回旋灸膻中，灸感向两侧乳房扩散，并向胸腔渗透，胸闷气促感可随灸感扩散而减轻。

## 三、病案举例

林某，男，39岁。10余年前因反复感冒引起鼻塞流涕，迁延日久，嗅觉减退。近2年来，鼻塞流涕症状加重，只能以口呼吸，尤以夏季明显，嗅觉完全消失。

诊断：慢性鼻炎。

取穴：印堂、风门（双）、肺俞（双）、肾俞（双）。

嘱患者先行仰卧位，心情放松，思想集中于施灸部位，医者手执艾条于印堂处行温和灸。开始时患者觉印堂处温热感明显，5分钟后，自觉热感沿鼻梁下行至鼻尖，双侧鼻腔亦现热胀感，鼻塞症状减轻；继续施灸15分钟，患者觉整个鼻部温热舒适，鼻塞流涕症状消失。继而令患者行俯卧位，医者循双侧风门及肺俞所形成的环形区域行回旋灸，再于双侧肾俞行"两点一线"往复回旋灸，患者自觉背部施灸部位温热明显，热感向深部渗透。嘱患者注意施灸部位的保暖，尤其勿令风扇、空调等冷风直吹该部位。连续施灸3次，患者症状基本消失，嗅觉仍稍差，继续行10次巩固治疗，嗅觉恢复正常。半年后回访，未再复发。

# 第二节　消化系统常见病症艾灸治疗

消化系统的基本功能是消化食物、吸收营养，并将未被消化吸收的食物残渣经肛门排出体外。因此，凡因消化系统出现如消化、吸收、排泄功能异常等症状体征，均属消化系统病症。

饮食进入人体，在脾的推动下，进入胃中进行腐熟，成为食糜，下降于小肠，小肠承受胃的食糜，再进一步消化，并泌别清浊：清者为水谷精微以养全身，浊者为食物残渣下传大肠。进入大肠的食物残渣，经燥化成为粪便，并通过传导作用经肛门排出体外。在饮食物的消化、吸收与排泄的整个代谢过程中，脾作为中心环节，具有将饮食水谷转化为水谷精微和津液，并将其吸收、转输到全身各脏腑的功能，同时胆汁的排泄也促进了消化过程的完成。如上述任一环节出现问题，则可引起胃痛、呕吐、痞满、呃逆、腹痛、便秘、泄泻、痢疾等消化系统病症。因而，健脾益气祛湿、和胃降逆、润肠通便、疏肝理气为治疗消化系统病症的常用方法。

## 一、临床表现

### 1. 胃痛

胃脘部疼痛，常伴有食欲不振，痞闷或胀满，恶心呕吐，吞酸嘈杂等。起病或急或缓，常有反复发作的病史。

### 2. 呕吐

呕吐食物、痰涎、水液诸物，或干呕无物，一日数次不等，持续或反复发作；常兼有脘腹不适，恶心纳呆，泛酸嘈杂等症。

### 3. 痞满

胃脘部满闷不舒，望之无胀大之形，按之柔软，触之无块，压之不痛。起病缓慢，时轻时重，呈反复发作的慢性过程。

### 4. 呃逆

气逆上冲，喉间呃呃连声，声短而频，令人不能自制，其呃声或高或低，或疏或密，间歇时间不定。常伴有胸脘膈间不舒，嘈杂灼热，腹胀嗳气等。

### 5. 腹痛

胃脘以下，耻骨毛际以上部位疼痛，其疼痛性质各异，但一般不甚剧烈，且按之柔软，压痛较轻，无肌紧张及反跳痛。

### 6. 便秘

排便次数减少，排便周期延长；或粪质坚硬，便下困难；或排便无力，出而不畅。

### 7. 泄泻

以大便粪质清稀为主症，或大便次数增多，粪质清稀不成形，甚则如水样；或次数不多，粪质清稀不成形；或泻下完谷不化。

### 8. 痢疾

腹痛，里急后重，大便次数增多，便脓血胶冻。常见于夏秋季节，多有饮食不洁史，且具有传染性。

## 二、取穴与操作方法

中脘：在上腹部，前正中线上，当脐中上4寸（图7-4）。

天枢：在腹中部，脐中旁开2寸。天枢为调理大便之经验效穴（图7-4）。

胃俞：在背部，当第十二胸椎棘突下，旁开1.5寸（图7-5）。

大肠俞：在背部，当第四腰椎棘突下，旁开1.5寸（图7-5）。

足三里：在小腿前外侧，

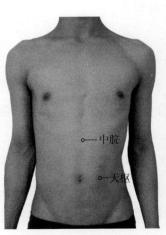

图7-4 中脘、天枢

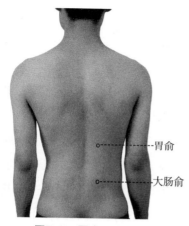

图7-5 胃俞、大肠俞

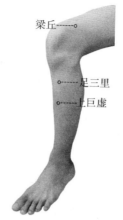

图7-6 梁丘、足三里、上巨虚

当犊鼻下3寸，距胫骨前缘一横指（中指）（图7-6）。

上巨虚：在小腿前外侧，当犊鼻下6寸，距胫骨前缘一横指（中指）（图7-6）。

梁丘：屈膝，在大腿前面，当髂前上棘与髌底外侧端的连线上，髌底上2寸（图7-6）。

内关：在前臂掌侧，当曲泽与大陵的连线上，腕横纹上2寸，掌长肌腱与桡侧腕屈肌腱之间（图7-7）。

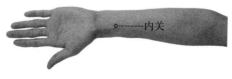

图7-7 内关

中脘、天枢分别为胃与大肠之募穴，胃俞、大肠俞为胃与大肠的背俞穴，足三里、上巨虚为胃与大肠之下合穴。滑伯仁在《难经本义》中提到"阴阳经络，气相交贯，脏腑腹背，气相通应"，说明脏腑之气与俞募穴是相互贯通的。由于募穴与背俞穴均位于相对应脏腑体表投影区附近，因而二者在主治性能方面有共同之处。《素问·咳论》说："治府者，治其合。"亦即下合穴是治疗六腑病症的主要穴位。俞募配穴既属前后配穴，又属邻近取穴，再循四肢远道选取其下合穴，从而起到疏调胃肠气机、补益胃肠气血的作用。气机畅，气血旺，则升降调和，气血通畅，诸症得消。同时，《四总穴歌》云："肚腹三里留。"对于消化系统病症，无论虚实寒热，均可取而用之。

以肚脐为中点，天枢位于其左右，肚脐之上不仅有中脘，还有上脘（中脘上1寸）与下脘（中脘下2寸），而此三穴均为调理肠胃的重要穴位。艾灸时，以肚脐为中点，于左右天枢之间行往复回旋灸，此时多可出现向腹部深处渗透的温热感，并伴有明显的肠道蠕动感。以上脘、中脘、下脘所在任脉段为熏灸线路行往复回旋灸，灸感向腹部深处渗透的同时循下腹部任脉所在的腹中线向下扩散渗透，整个腹部温暖舒适。于双侧胃俞与双侧大肠俞处行类似于天枢穴处的往复回旋灸，同样可出现向穴位深部渗透的温热感。足三里、上巨虚均穴归足阳明胃经，温和灸此二穴，灸感以该穴为中心，沿胃经所在的小腿前外侧向上下扩散延伸。

梁丘为胃经郄穴，善治消化系统的急性疼痛，对于脘腹部疼痛，艾灸梁丘，随着穴位处温热感渐显，脘腹部逐渐出现热胀感，其疼痛亦随热感的出现而逐渐减轻、消失。

内关通阴维脉，又为心包经络穴，功擅畅达三焦气机，和胃降逆止痛，为降逆之要穴。

## 三、病案举例

蔡某，男，24岁。爱好打篮球，常于剧烈运动后大口喝冷饮，近期开始出现饭后腹痛，排便次数增多，大便呈水样，伴肢体欠温，少气懒言。

诊断：慢性肠炎。

取穴：中脘、天枢（双）、大肠俞（双）。

嘱患者先行仰卧位，心情放松，思想集中于施灸部位，医者手执艾条于中脘至肚脐之间所在的任脉线上行往返回旋灸。以同样方式于双侧天枢穴之间行"两点一线"往复回旋灸，患者觉腹部表面热感明显，并有温热感循施灸之"⊥"线向腹部深处扩散。两线分别施灸20分钟。继而令患者行俯卧位，医者于双侧大肠俞行"两点一线"往复回旋灸，患者自觉背部施灸处温热舒适，热感向深部扩散，施灸10分钟左右，于腹部深处与艾灸天枢时所出现的热感相互渗透，并形成一热团。嘱患者注意下腹部保暖，勿食寒凉食物及冷饮。次日患者已无腹痛症状，大便成形，继续施灸4次以巩固疗效。

# 第三节　心脑血管系统常见病症艾灸治疗

　　心脑血管疾病是全身性血管病变或系统性血管病变在心脏和脑部的表现。

　　心主血脉，心气推动和调控血液在脉管中运行，流注全身，发挥营养和滋润作用。心、脉、血三者密切相关，构成人体血液循环系统。心气充沛，血液充盈，脉道通利，则血液在脉中正常运行。《素问·灵兰秘典论》云："心者，君主之官也，神明出焉。"心血充足则能化神养神而使心神灵敏不惑，同时，心神清明，又能驭气以调控心血的运行，濡养全身及心脉。总之，心脉通畅，则血压平稳，心神清明，则精神安宁。另外，心藏神，脑为元神之府；心主血，上供于脑，血足则脑髓充盈。因此，《医学衷中参西录》言："心脑息息相通，其神明自湛然长醒。"可见，气血失衡是心脑血管病症发生的根本原因，治疗心脑血管病症需以"濡养气血，通调气机"为根本原则。

## 一、临床表现

### 1. 胸痹心痛

　　劳累或精神紧张时出现胸骨后或心前区闷痛，或紧缩样疼痛，并向左肩、左上臂放射，持续3~5分钟，休息后自行缓解；常伴有心悸气短，自汗，甚则喘息不得卧。

2. 眩晕

头晕目眩，视物旋转，轻者闭目即止，重者如坐车船，甚则仆倒；可伴有恶心呕吐，眼球震颤，耳鸣耳聋，汗出，面色苍白等。

3. 中风

突然昏仆，不省人事，半身不遂，口舌㖞斜；或不经昏仆，而见半身不遂，口舌㖞斜，言语不利，偏身麻木。

## 二、取穴与操作方法

1. 胸痹心痛

内关：在前臂掌侧，当曲泽与大陵的连线上，腕横纹上2寸，掌长肌腱与桡侧腕屈肌腱之间。

膻中：在胸部，当前正中线上，平第四肋间，两乳头连线的中点。

厥阴俞：在背部，当第四胸椎棘突下，旁开1.5寸（图7-8）。

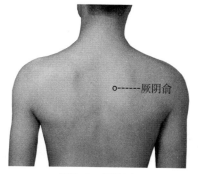

图7-8　厥阴俞

2. 眩晕

百会：在头部，当前发际正中直上5寸，或两耳尖连线的中点处（图7-9）。

涌泉：在足底部，蜷足时足前部凹陷处，约当足底二、三趾趾缝纹头端与足跟连线的前1/3与后2/3交点上（图7-10）。

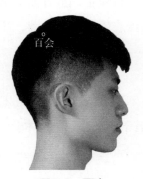

百会

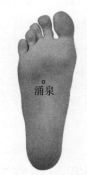

涌泉

**图7-9 百会**　　　　**图7-10 涌泉**

3. 中风

百会：在头部，当前发际正中直上5寸，或两耳尖连线的中点处。

悬钟：在小腿外侧，当外踝尖上3寸，腓骨前缘（图7-11）。

肩髃：在肩部，三角肌上，臂外展，或向前平伸时，当肩峰前下方凹陷处（图7-12）。

环跳：在股外侧部，侧卧屈股，当股骨大转子最凸点与骶管裂孔连线的外1/3与中1/3交点处（图7-13）。

曲池：在肘横纹外侧端，屈肘，当尺泽与肱骨外上髁连线中点（图7-12）。

足三里：在小腿前外侧，当犊鼻下3寸，距胫骨前缘一横指（中指）（图7-11）。

阳陵泉：在小腿外侧，当腓骨头前下方凹陷处（图7-11）。

三阴交：在小腿内侧，当足内踝尖上3寸，胫骨内侧缘后方（图7-14）。

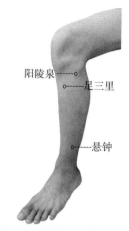

图7-11 阳陵泉、足三里、悬钟

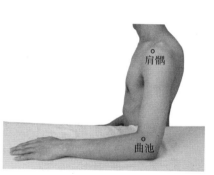

图7-12 肩髃、曲池

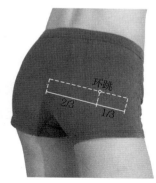

图7-13 环跳

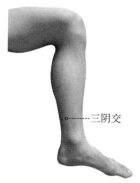

图7-14 三阴交

内关为心包经的络穴，通阴维脉，可疏通心包络及阴维脉之气血，为治疗胸痹心痛的要穴。膻中为心包之募穴，八会穴之气会，宗气于此汇聚以贯心脉而行心血，因而可起到调畅胸中气机，行气活血的作用。《针灸甲乙经》言："寒热心痛，循循然，与背相引而痛。"厥阴俞为心包之背俞穴，膻中为心包之募穴，二穴分立心脏前后，"腧穴所在，主治所在"，二穴同用为典型的俞募配穴，可起到理气宽胸止痛之功。于膻中、厥阴俞施缓慢回旋灸，灸感向穴位深部透达，胸腔感觉温暖舒适，内关虽远离胸腔，但温和灸此穴，常可出现温热感循上肢内侧上传至胸腔。

头为诸阳之会，百脉之宗，髓海之所在，凡五脏精华之血，六腑清阳之气，皆上注于头。百会位于巅顶，穴属督脉，各经脉气汇聚之处。又"气为血之帅""气行则血行"，故灸百会可畅达一身之脉气，清阳得升，精华得布，从而使脏腑气血调和，气机升降有序，则血压归于平稳正常，眩晕症状得以缓解。肾为先天之本，居阴阳水火之脏，以维持人体脏腑阴阳相对平衡。高血压之眩晕其本为肾阴素亏，阴不制阳，以致肝阳上亢，病机总属上实下虚。"病在头，取之足"，取肾经之足底涌泉穴施灸，功在滋水涵木，潜阳熄风，导热下行，达到"治病求本"之目的。温和灸百会、涌泉，温热感常以穴位为中心向周围扩散，头顶及足底温热舒适。

百会为诸阳之会，有醒脑安神、祛风开窍的作用，如《金针梅花诗钞》言："百脉上巅朝百会，百病皆治中风最，语言謇涩口难开，角弓反张身不遂……多灸少针尤足贵。"中风之发生，外因风邪侵袭，内因脏腑虚弱，尤其是脑髓空虚，使邪气有可乘之机，故中风患者常有神志障碍等脑部症状。中医认为，脑居颅内，由髓汇集而成，故名"髓海"。悬钟为八会穴之"髓会"，有补髓充脑、防治脑病之功。经脉交会穴是两条或两条以上经脉交叉会合之处，可同时疏通交会经脉的气血，于中风者常用的有位于肩关节附近的肩髃（手阳明大肠经与阳跷脉之交会穴）和髋关节附近的环跳（足少阳胆经与足太阳膀胱经之交会穴）。合穴位于肘膝关节附近，经气由此深入，进而会合于相应脏腑，中风者合穴使用频繁，尤以曲池（手阳明大肠经）、足三里（足阳明胃经）、阳陵泉（足少阳胆经）最常用。同时，阳明经为"多气多血"的经络，曲池、足三里为其合穴，有调理气血之功，尤其是足三里，既是足阳明胃经合穴，又是强壮保健第一要穴，具有健脾益气、调补气血的作用，善治下肢痹痛，虚劳羸瘦。阳陵泉既为合穴，又为"筋会"，有治疗一身之筋的功效。中风者多有筋骨痿软无力之症，因而可取而用之。肩髃、曲池同属手阳明大肠经，环跳、阳陵泉、悬钟同属足少阳胆经，同时于患侧上肢/下肢的各穴施温和灸，灸感循经下传至手指/足趾末端，整个肢体感觉温热舒适。中风多见本虚标实之证，肝肾不足为根本，三阴交为足太阴、足少阴、足厥阴三经交会之处，故名"三阴交"，温灸此穴常有灸感沿小腿内侧下传而感脚内踝温暖舒适，具有健脾益气，调补肝肾之功。

## 三、病案举例

廖某，女，68岁。有高血压病史10余年，2个月前无明显诱因突然晕倒，经医院诊断"脑梗死"，住院治疗后病情好转出院。现遗留右侧上下肢体乏力，右下肢行走不稳，余无明显异常。

诊断：脑梗死后遗症。

取穴：百会、肩髃（右）、曲池（右）、环跳（右）、阳陵泉（右）、足三里（右）。

嘱患者行仰卧位，心情放松，思想集中于施灸部位，医者手执艾条于百会处行回旋灸（10分钟左右），患者觉头顶温热，其热感向四周扩散。继而医者以左、右手分别持艾条于右侧肩髃、曲池处行温和灸，患者自觉有温热感循上肢外侧，从肩髃下行至曲池，并下行至食指尖端，尤以肩关节、肘关节热感明显；以同样方式于右侧环跳、阳陵泉处行温和灸，患者觉温热感循下肢外侧，从环跳下行至足外踝，足跟亦显温暖舒适。各穴分别施灸20分钟。最后于足三里行回旋灸（10分钟左右），患者觉温热感向穴位深部渗透。经15次治疗，患者右侧肢体乏力症状较前明显改善，下肢行走的平衡性亦有所好转。

# 第四节 神经系统常见病症 艾灸治疗

　　神经系统是机体对其生理功能活动的调节起主导作用的系统，包括中枢神经系统和周围神经系统。人体通过神经系统的反射活动，能够对外界或内部的各种刺激产生有规律的反应，实现反射的结构基础为反射弧。反射弧是反射过程中神经冲动传导的途径，由感受器→传入神经→神经中枢→传出神经→效应器五个环节所组成。

　　就中医而言，神有广义和狭义之分。广义之神指整个人体生命活动的主宰和总体现，狭义之神指人的精神、意识、思维、情感活动及性格倾向。神经系统正是通过反射活动对中医所言之"神"进行调节与控制。

　　《灵枢·大惑论》言："心者，神之舍也。"即人体之神藏于心。《素问·灵兰秘典论》云："心者，君主之官也，神明出焉。"五脏六腑、形体官窍的一切生理活动和人体的精神、意识、思维活动，均是在心的主宰下进行的。《灵枢·海论》说："脑为髓之海。"脑居颅内，由髓汇集而成。明代李时珍称"脑为元神之府"，清代汪昂在《本草备要》中亦有"人之记性，皆在脑中"的记载。可见，脑具有主持人体精神活动（包括意识、思维、记忆、情感等）的作用。另外，耳、目、鼻、口等居于头部，依赖脑髓之濡养而发挥其听、视、嗅等感觉和舌的语言运动功能。由此可见，人之神明由心脑所共同主宰。神志正常，人体各部分的功能互相协调，彼此合作，则身体安泰，反之若神志不明，人体各部分得不到应有的协调统一，各自为政，则疾病由是而生，甚至危及生命。

## 一、临床表现

### 1. 失眠

以经常不易入睡为主症，轻者入睡困难，或睡而易醒，醒后不能再睡，或时睡时醒；重者整夜不能入睡。

### 2. 面瘫

起病较急，临床以口眼㖞斜为主要特征，病侧面部表情肌瘫痪，眼睑闭合不能或不全，前额皱纹消失，眉毛下垂，睑裂扩大，鼻唇沟变浅或平坦，口角下垂，面部被牵向健侧。

### 3. 中风

详见本章第三节，此处不做详述。

## 二、取穴与操作方法

### 1. 失眠

百会：在头部，当前发际正中直上5寸，或两耳尖连线的中点处（图7-15）。

涌泉：在足底部，蜷足时足前部凹陷处，约当足底二、三趾趾缝纹头端与足跟连线的前1/3与后2/3交点上。

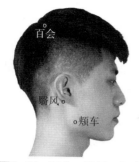

图7-15　百会、翳风、颊车

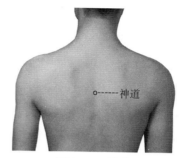

图7-16　神道

神道：在背部，当后正中线上，第五胸椎棘突下凹陷处（图7-16）。

2. 面瘫

翳风：在耳垂后方，当乳突与下颌角之间的凹陷处（图7-15）。

颊车：在面颊部，下颌角前上方约一横指，当咀嚼时咬肌隆起，按之凹陷处（图7-15）。

四白：在面部，目正视，瞳孔直下，当眶下孔凹陷处（图7-17）。

巨髎：在面部，瞳孔直下，平鼻翼下缘处，当鼻唇沟外侧（图7-17）。

头为诸阳之会，百脉之宗。百会位于头顶最高点，手足三阳经与督脉的阳气在此交汇，为人体阳气汇聚之所。百会穴性属阳，又于阳

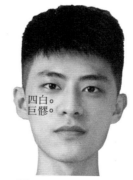

图7-17　四白、巨髎

中寓阴，故能通达阴阳脉络，连贯周身经穴，对于调节机体的阴阳平衡起着重要的作用。失眠的发生责之于人体阴阳失和，悬灸百会可使周身气血脉络畅达，阴阳协调而眠安。涌泉穴居足底，《标幽赋》中称其为"天地人"三才穴之"地穴"，与百会之"天穴"共用可起到调整升降、协调阴阳之功。"阳不嫌多，以潜为贵"，艾灸涌泉可激发肾经经气，滋阴补肾，引火归原，心肾既济，使阳入于阴，寤寐得安。临床灸治失眠时，常百会与涌泉配合使用。先灸百会，使温热感向头颅深处透达，甚者觉背部沿督脉循行线上出现缓慢下行的温热感；次灸涌泉，感觉足底部暖暖的，此时被灸者多会感觉精神放松，并出现淡淡睡意。神道，与心俞相平齐，为心神出入之通道。心主神志功能正常，则昼精夜眠，反之则出现昼不精夜不眠的失眠症状。艾灸神道，使灸感向腧穴深处透达，甚者心前区胸骨部出现热胀感，可起到补心安神促眠的作用。

面瘫，即面部肌肉瘫痪，是由各种原因导致面神经受损而出现的病症。翳风、四白、巨髎、颊车分别位于面神经干从颅骨穿出处以及面神经的颧支、颊支、下颌缘支的分布区，因而能够对面神经的相应干支起调节作用。面瘫之"面部肌肉瘫痪"症状与痿证所见之"筋脉弛缓，痿软无力"有相似之处，《素问·痿论》中提到"治痿者独取阳明"，并指出其原因为"阳明者，五脏六腑之海，主润宗筋，主束骨而利机关也"。四白、巨髎、颊车穴属足阳明胃经，灸之可起到"润宗筋、束骨、利机关"的作用。面瘫者，因其面神经麻痹，对热的敏感度下降，必须经多次反复灸治才能出现较明显的灸感；同时，面部皮肤娇嫩，施灸时必须掌控好艾条火头与皮肤之间的距离，以免造成烫伤。回旋灸翳风，热感向周围扩散并向深部渗透，甚者可现耳道由表入里的热胀感；四白、巨髎、颊车同属足阳明经，以三点连线为施灸路线行往返回旋灸，可现灸热向周围扩散。

## 三、病案举例

李某，女，47岁。1个月前因家庭琐事开始出现入睡困难、易醒、醒后不能再入睡，同时伴有烦躁、心慌、记忆力减退，精神状况差，精力下降。1周前上述症状更加严重，甚至出现整夜不能入睡。

诊断：失眠。

取穴：百会、涌泉（双）、神道。

嘱患者行侧卧位，心情放松，思想集中于施灸部位，医者手执艾条于百会处行回旋灸，患者觉头顶温热，并有热感向四周扩散，施灸15分钟。继而医者以执筷子式手持两根艾条于双侧涌泉穴行缓慢回旋灸，5分钟左右，患者开始觉温热感扩散至整个足底部，足趾稍现热感，继续施灸，热感自足底循小腿内侧面向上传导，足底及小腿内侧温热舒适。接着将两根艾条并拢施灸神道穴（以扩大施灸范围），灸感向穴位深处渗透，双侧乳房热胀感明显，患者稍显睡意，继续施灸20分钟，已见患者睡意蒙眬。治疗1个月后，患者晚上睡眠时间达6小时左右，白天精神状况良好，情绪平稳，无烦躁、心慌等症状。

# 第五节  泌尿系统常见病症艾灸治疗

泌尿系统由肾脏、输尿管、膀胱及尿道组成。其主要功能是将机体代谢过程中所产生的各种不为机体所利用或者有害的物质以尿液的形式排出体外。

肾为主水之脏，开窍于前后二阴；膀胱具有贮存、排泄尿液的功能。膀胱贮尿排尿功能，必须由肾气与膀胱之气的激发和固摄，并依赖肾气与膀胱之气的升降进行协调。肾气主上升，膀胱之气主通降。肾气上升，激发尿液的生成并控制其排泄；膀胱之气通降，推动膀胱收缩而排尿。肾气与膀胱之气充盛调和，升降有常，则膀胱开阖有度，尿液正常生成，贮于膀胱并适时地排出体外。肾与膀胱相互协作，共同完成尿液的生成、贮存与排泄。若肾气与膀胱之气的激发和固摄作用失常，升降功能失调，则膀胱开阖失权，可出现尿失禁、尿潴留等症。可见，补益肾气与膀胱之气为治疗泌尿系统疾病的根本，必须贯穿于治疗之始终。

## 一、临床表现

### 1. 尿失禁

在清醒状态下小便不能控制而自行流出，或因咳嗽、喷嚏、行走、直立、用力、心情急躁、激动、大笑、高声呼叫、突受惊吓或听到滴水声时，小便自行流出。

2. 尿潴留

急性尿潴留者，发病突然，膀胱内充满尿液不能排出，胀痛难忍，辗转不安，有时从尿道溢出部分尿液，但不能减轻下腹部疼痛。慢性尿潴留者，起病缓慢，病程较长，排尿不畅、尿频，常有尿不尽感，有时有尿失禁，由于疾病的长期存在和适应，痛苦反而不重。常见于老年男性、产后妇女及手术后患者。

# 二、取穴与操作方法

中极：在下腹部，前正中线上，当脐中下4寸（图7-18）。

膀胱俞：在骶部，当骶正中嵴旁1.5寸，平第二骶后孔（图7-19）。

关元：在下腹部，前正中线上，当脐中下3寸（图7-18）。

肾俞：在腰部，当第二腰椎棘突下，旁开1.5寸（图7-19）。

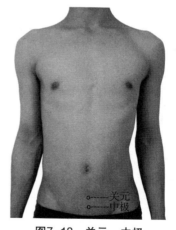

图7-18　关元、中极

阴陵泉：在小腿内侧，当胫骨内侧髁后下方凹陷处（图7-20）。

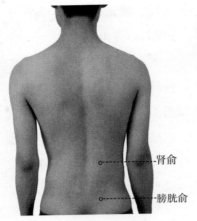

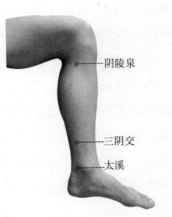

图7-19　肾俞、膀胱俞　　　　图7-20　阴陵泉、三阴交、太溪

三阴交：在小腿内侧，当足内踝尖上3寸，胫骨内侧缘后方（图7-20）。

太溪：在足内侧，内踝后方，当内踝尖与跟腱之间的凹陷处（图7-20）。

中极、关元为下腹部任脉线上的相邻穴位，同处膀胱之体表投射区范围内，且均为足三阴经与任脉的交会穴，二穴合用不仅可起到调补肝脾肾三脏的作用，而且对膀胱之舒缩功能也有很好的调节作用。因二穴相毗邻，艾灸时可同时进行。以二穴所在任脉线行上下回旋灸，温热感向腹部深处渗透，对膀胱的舒缩起双向良性调节作用，同时，灸感可扩散到后背腰骶部，腰骶部亦感温暖舒适。

中极为膀胱之募穴，与膀胱俞合用，属俞募配穴，可起到《素问·阴阳应象大论》中所言"从阴引阳，从阳引阴"的作用。与肾俞同用，既调理水之脏肾，又调理水之腑膀胱。

阴陵泉、三阴交、太溪虽不属同一经，但均位于小腿内侧面，胫骨内侧缘后方，呈自上而下分布，灸之可起到调补脾之后天与肾之先天的作用。施灸时，以三穴所在连线为施灸线路，行上下往返温和灸，偶可现灸感循大腿内侧面向上传导至阴部及下腹部。

## 三、病案举例

林某，女，35岁。患者于3天前经子宫下段剖宫术产一女婴，术后觉下腹胀痛，小便不能自解。予插导尿管导尿，保留2天，拔除导尿管后小便仍不能自解。

诊断：产后尿潴留。

取穴：气海、关元、中极、阴陵泉（双）、三阴交（双）、太溪（双）。

嘱患者行仰卧位，心情放松，思想集中于施灸部位，医者手执艾条于下腹部任脉线气海至中极段行往返回旋灸。施灸5分钟左右，患者觉艾灸之温热感由腹部皮表施灸处向两侧扩散，稍觉热感向下腹部深处渗透。继续施灸，下腹部深处热感渐显，并开始觉热感自腹中渗透至后背腰骶部，腰骶部温暖舒适。接着医者以执筷子式手持两根艾条于双下肢内侧循阴陵泉、三阴交、太溪三点所连接的线上行上下往复温和灸，10分钟后，患者开始觉温热感循小腿内侧向上延伸至大腿内侧，并由腹股沟处渗透至下腹部，腹部温热感较前更显。继续施灸15分钟，患者觉膀胱胀急，于卫生间解小便约500毫升。次日行巩固治疗，患者觉小便如常，无其他不适症状。

# 第六节　肌骨关节常见病症艾灸治疗

　　凡因人体皮肉、筋骨、气血、脏腑、经络损伤而出现的各种病症均属肌骨关节病症。此节主要讨论颈椎病、肩周炎、网球肘、腰椎间盘突出症、膝关节骨性关节炎、强直性脊柱炎等临床常见肌骨关节病症。

　　"肝主筋，肾主骨"，肝肾不足，筋骨失养；"气为血之帅"，劳则耗气，气虚则血行不畅；外感风、寒、湿邪，客于经络，经脉痹阻，可致肌肉、筋骨、关节发生疼痛、酸楚、麻木、重着、灼热、僵硬、屈伸不利，甚或关节肿大变形，而发为此类病症。可见，"筋骨不荣，经络不通"为其发生的原因，治疗时当以濡养筋骨，疏通经络为治疗原则，配以调补肝肾、益气活血之法。

## 一、临床表现

　　1. 颈椎病

　　头、颈、肩背、上肢等部位疼痛，常伴有上肢麻木无力，头晕恶心呕吐，走路不稳等症。

　　2. 肩周炎

　　单侧或双侧肩部疼痛，肩关节向各方向活动受限，伴有肩部怕冷，肩关节周围可触及明显痛点。

3．网球肘

肘关节外侧疼痛，疼痛可向上或向下放射，握物无力，用力握拳或做前臂旋转动作，如拧毛巾时疼痛加剧，肘关节周围常可触及明显压痛点。

4．腰椎间盘突出症

腰部疼痛，活动受限，逐渐出现一侧下肢放射性疼痛，并伴有麻木感，患肢温度常下降。

5．膝关节骨性关节炎

膝关节疼痛，尤以活动时明显，初起为阵发性，后为持续性，并可出现膝关节肿胀，活动受限，活动时可有弹响、摩擦音等。

6．强直性脊柱炎

早期多表现为下腰部疼痛、晨起僵硬感，疼痛为间歇性，后逐渐变为持续性。可伴有乏力、食欲减退、消瘦和低热等。后期疼痛多消失，脊柱大部分强直，甚者发展为脊柱严重畸形。

## 二、取穴与操作方法

### （一）取穴

以疼痛关节局部穴位，尤其是阿是穴为主。

1．颈椎病

颈夹脊：在颈部，当第一颈椎至第七颈椎棘突下两侧，后正中线旁开0.5寸，左右各7个穴位（图7-21）。

肩井：在肩上，前直乳中，当大椎与肩峰端连线的中点上（图7-21）。

2. 肩周炎

肩井：在肩上，前直乳中，当大椎与肩峰端连线的中点上（图7-21）。

肩前：在肩关节前下方，臂内收时，腋前纹头上1.5寸，当腋前纹头与肩髃连线的中点处（图7-22）。

肩髃：在肩部，三角肌上，臂外展，或向前平伸时，当尖峰前下方凹陷处（图7-22）。

肩贞：在肩关节后下方，臂内收时，腋后纹头上1寸（图7-21）。

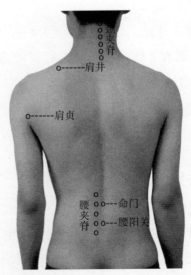

图7-21 颈夹脊、肩井、肩贞、腰夹脊、命门、腰阳关

3. 网球肘

肘髎：在臂外侧，屈肘，曲池上方1寸，当肱骨边缘处（图7-22）。

天井：在臂外侧，屈肘，当肘尖直上1寸凹陷处（图7-23）。

尺泽：在肘横纹中，肱二头肌腱桡侧凹陷处（图7-22）。

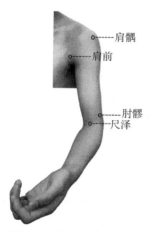

图7-22　肩髃、肩前、肘髎、尺泽

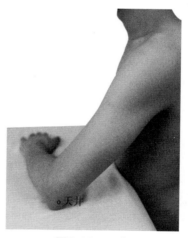

图7-23　天井

4. 腰椎间盘突出症

腰夹脊：在腰部，当第一腰椎至第五腰椎棘突下两侧，后正中线旁开0.5寸，左右各5个穴位（图7-21）。

委中：在腘横纹中点，当股二头肌腱与半腱肌腱的中点（图7-24）。

5. 膝关节骨性关节炎

膝眼：屈膝，在髌韧带两侧凹陷处，在内侧的为内膝眼，在外侧的为外膝眼（图7-25）。

鹤顶：屈膝，在膝上部，髌底的中点上方凹陷处（图7-25）。

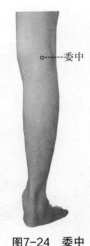

图7-24 委中

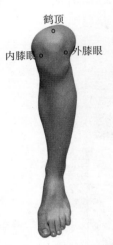

图7-25 鹤顶、膝眼

6. 强直性脊柱炎

循经选取督脉及足太阳膀胱经位于背部的穴位。尤其是位于脊柱腰段的命门、腰阳关。

命门：在腰部，当后正中线上，第二腰椎棘突下凹陷中（图7-21）。

腰阳关：在腰部，当后正中线上，第四腰椎棘突下凹陷中（图7-21）。

## （二）操作

"腧穴所在，主治所在"，邻近选取疼痛关节局部的穴位，灸之能疏通经络，疏理局部气血，达到"通则不痛"的效果。

《千金要方·灸例》云："吴蜀多行灸法，有阿是之法。言人有病痛，即令捏其上，若里当其处，不问孔穴，即得便快或痛，即云'阿是'，灸刺皆验，故曰阿是穴也。"阿是穴，即以痛点作为穴位之所在，它既能反映疾病，也能治疗疾病，尤其是治疗各种局部性痛证，往往能收到立竿见影的效果。

以执筷子式同时持两根艾条，循颈夹脊自上而下行往返温和灸，此时温热感常可沿脊柱向上扩散至后头部，向下扩散至胸背部。以同样方式于腰夹脊处施灸，灸感可沿下肢放射痛的路线向下扩散至臀部、大腿、腘窝、小腿肚，甚则达足趾。

取三支艾条同时于内外膝眼及鹤顶处行温和灸，灸感向穴位深部透达，鹤顶处的温热感可沿小腿向下渗透至足跟部，整个膝关节及小腿温热舒适。以同样方式于肘髎、天井、尺泽处行温和灸，灸感向穴位深部透达的同时向上臂与前臂扩散，上肢温热舒适，尤以肘关节最为明显。

肩井、肩前、肩髃、肩贞四穴位于肩关节周围，以此四穴连线所形成的环形行往复回旋灸，灸感向穴位深部渗透，并沿上肢向手指端扩散，肩关节、腋窝及上肢均感温热。

对于颈部酸痛伴上肢麻木无力者，肩井处常有明显压痛，于此处行回旋灸，灸感常沿上肢麻木感循行路线向下扩散至手指末端，上肢麻木无力感常可得到缓解。

腰椎间盘突出严重者常可出现下肢放射痛，《四总穴歌》言："腰背委中求。"因而对于腰椎间盘突出无论有无下肢放射痛，均可艾灸委中穴进行治疗，回旋灸此穴，灸感常沿下肢后侧正中线向上扩散至臀部甚者到腰骶部，向下扩散至足跟，甚者到足小趾。

强直性脊柱炎者，其病变部位在脊柱，艾灸时，可以较粗艾条循督脉的脊柱段进行上下往返回旋灸，此时灸感向背部深处渗透的同时亦向脊柱两侧扩散，整个背部常有明显温热感。命门为培元补肾、通利腰脊之要穴，而腰阳关有调肾气、利腰膝、祛寒湿的作用。回旋灸此二穴治疗强直性脊柱炎时，应将注意力集中在腰部，感受灸感往腰部深处渗透，甚者到达对侧的腹部。

## 三、病案举例

刘某，女，34岁。两年前开始出现腰部疼痛，尤以阴雨寒冷天气时痛感加剧，行腰部CT检查示：腰椎退行性变。半年前开始出现腰痛加重，尤以第四腰椎向左旁开约3厘米处痛感明显，并伴左下肢麻木感。

诊断：腰椎间盘突出症。

取穴：腰夹脊（双）、委中（左）、阿是穴。

嘱患者行俯卧位，心情放松，思想集中于施灸部位，医者一手以执筷子式同时持两根艾条，循腰夹脊自上而下行往返温和灸，另一手持艾条于左侧委中穴处行温和灸。8分钟左右，患者开始觉腰部温热感呈片状向腰部两侧扩散，然左侧腰痛点处始终不见热感；同时，温热感沿左侧臀部、大腿后正中线下行至腘窝委中穴处，并继续下行至小腿肚。施灸20分钟后，患者觉整个腰腹部及左下肢温热舒适，唯左侧腰痛点稍觉冰凉。于是，医者以一手拇指点揉按压该痛点，继而于该痛点行回旋灸3分钟左右，患者开始觉该处温热，且热感向深部渗透，继续施灸10分钟。本次施灸后，患者腰部疼痛症状明显好转；继续治疗5次，患者腰痛及左下肢麻感消失。半年后回访，未再复发。

# 第七节　妇科常见病症艾灸治疗

妇科疾病不外乎经、带、胎、产、乳、杂，下面即以此分列而述之。

月经是女性在一定年龄阶段内有规律、周期性的子宫出血现象。月经的周期、经期或经量发生异常，或以伴随月经周期出现的各种症状为特征，或在绝经前后出现一系列症状的疾病，称为月经病。月经周期的不同阶段，阴阳气血有节律地消长，胞宫定期藏泻。经期血室正开，胞宫泻而不藏，经血下行，宜调理气血，通因通用，因势利导；经后血室已闭，血海相对空虚，胞宫藏而不泻，宜养精血调肝肾；经间期重阴则阳，乃阴阳转化之氤氲期，宜助阳活血；经前血海充盈，冲脉之气较盛，宜疏导气血，调和阴阳。中医有言，"寒则凝，热则行""通则不痛，痛则不通"。痛经者，多是由于宫寒血脉瘀堵凝滞不通，以致不通则痛。

妇女在经间期、经前期以及妊娠期带下稍增多，但一般无色、质、气味的异常或不适。如带下量明显增多，色、质、气味异常，或伴全身、局部症状者，称为带下病。《傅青主女科·带下》言："夫带下俱是湿症。而以带名者，因带脉不能约束而有此病。"带下病多因湿邪为患，伤及任带两脉，以致任脉不固，带脉失约。湿邪者，外因居处湿地，涉水淋雨，经期产后摄生不慎，而致湿邪侵袭；内因肝、脾、肾功能失调，脾失健运，水湿内停。《素问·至真要大论》中有言："诸湿肿满皆属于脾。"故健脾利湿之法应贯穿于带下病治疗之始终。

乳房是女性性成熟的重要标志，也是分泌乳汁、哺育后代的器官，因而乳房的健康发育对于女性来说显得尤为重要。凡单侧或双侧乳房出现肿胀、硬结、疼痛，或随月经期、产褥期而出现乳房周期性变化的各种症状，称为乳腺病。《外科正宗》记载："夫乳病者，乳房阳明胃经所司，乳头厥阴肝经所属。"另任冲二脉同起胞中，任脉循腹里，上关元至胸中，冲脉夹脐上行，至胸中而散，所以乳腺病每与肝、胃及任冲二脉有关。肝肾同源，精血互生，平素肝血亏虚或肝郁气滞，失于疏泄，经行期阴血下注冲任血海，肝肾精血则越虚，容易造成乳络不通，不通则痛，而出现随月经周期消长变化的乳房胀痛。乳汁来源于脾胃所化生的水谷精微，脾胃气壮则乳汁多而浓，血衰则少而淡。冲任为气血之海，上行为乳，下行为血，妇女哺乳期则经止，此时若肝气郁结，失于疏泄，则乳汁淤积而难出，若脾胃虚弱则乳汁难以化生而缺乳。

妊娠期间发生的与妊娠有关的疾病，均属妊娠病范畴。妊娠病不但影响孕妇的健康，还可能妨碍胎儿的正常发育，因而要注意预防和调护。妊娠之后阴血下注胞宫养胎，使阴血聚于下，阳气浮于上，同时随着胎体渐长，气机升降易受影响，出现阴虚阳亢，气机逆乱，而发生妊娠病。妊娠病的治疗必须注意治病与安胎并举。

除外月经病、带下病、乳腺病、妊娠病、产后病，还有一些疾病与女性解剖、生理病理特点有密切关系的，统称为妇科杂病。妇科杂病的病证特点各异，病因病机亦较为复杂，此处仅介绍不孕和子宫肌瘤这两种临床常见且疗效确切的病症。

# 一、临床表现

## 1. 月经病

（1）月经不调：月经周期异常改变（包括月经先期、月经后期、月经先后不定期、经期延长），并伴有经量（月经过多，甚则崩漏；月经过少，甚则闭经）、经色、经质的异常。

（2）痛经：经期或行经前后小腹疼痛，随着月经周期而发作。疼痛可放射到胁肋、乳房、腰骶部等处，一般于月经来潮前数小时即开始感到疼痛，严重者疼痛难忍，面白肢冷，周身无力，甚至晕厥。

（3）经间期出血：月经周期正常，月经中期（排卵期）出现阴道出血，血量甚少，或表现为白带挟血，并伴轻微腰腹痛。

2. 带下病

（1）带下过多：带下量较平时明显增多，色、质、味异常，或伴有外阴、阴道瘙痒、灼热、疼痛等局部症状。

（2）带下过少：带下量较平时明显减少，阴道干涩、痒痛或萎缩，部分患者伴有性欲低下、性交疼痛，月经量少或月经延后，甚至闭经、不孕等。

3. 乳腺病

（1）乳房疼痛：剧烈疼痛伴触疼常为乳腺的炎症性表现；局部疼痛常见于乳腺增生；乳癌多表现为轻微钝痛、隐痛，或局限于病变处的间断性针刺样疼痛。

（2）乳房肿块：要注意肿块的部位、大小、数目以及生长速度、边界表面是否光滑，与周围有无粘连固定，有无压痛等。

（3）乳头溢液：溢液可为乳汁样、浆液样、水样或血性，且多发生于单侧乳头。

（4）乳腺腺体的局限性增生：有的女性尤其是年轻未婚女子，乳房的腺体和结缔组织有厚薄不均的现象，摸起来有包块感，这属于正常现象。对于长期存在且与月经周期变化无关，范围不断增大的增生，尤其是绝经后妇女，必须予以重视。

4. 妊娠病

（1）妊娠呕吐：妊娠呕吐以反复出现恶心、呕吐、厌食，甚至闻食即吐、食入即吐、不能进食和饮水为特征，是妊娠早期（6~12周）的常见病症。妊娠之后阴血下注养胎，冲任二脉气血偏盛，脾胃之气相对不足，胃失和降，气逆于上，则发为呕吐。

（2）胎位不正：胎位不正是指孕妇在妊娠7个月之后产科检查时发现的胎位异常。矫正胎位的最佳时间在妊娠28~32周之间。妊娠28周以前，胎体较小，羊水相对较多，胎儿在子宫内活动范围较大，胎儿的姿势容易改变，故一般不需处理。32周以后，胎体渐大，羊水相对较少，胎儿与子宫壁更贴近，胎儿的位置和姿势相对固定，因而治疗效果较差。

5. 妇科杂病

（1）不孕：夫妇同居2年、有正常性生活、未避孕而从未妊娠者，或曾有过妊娠而后未避孕连续2年不孕者，称为不孕症。不孕症的发生多是因为肾气不足，冲任虚损，致使子宫发育不良，肾中精气亏乏，无力受纳。

（2）子宫肌瘤：子宫肌瘤是女性生殖器最常见的一种良性肿瘤，一般无特殊症状，少数女性会有阴道出血，或腹部可触按到肿块。该病多是由于正气不足，痰瘀互结于冲任胞宫，日久而成积。

## 二、取穴与操作方法

### （一）取穴

1. 月经病

次髎：在骶部，当髂后上棘内下方，适对第二骶后孔（图7-26）。

关元：在下腹部，前正中线上，当脐中下3寸（图7-27）。

三阴交：在小腿内侧，当足内踝尖上3寸，胫骨内侧缘后方（图7-28）。

血海：屈膝，在大腿内侧，髌底内侧端上2寸，当股四头肌内侧头的隆起处（图7-28）。

隐白：在足大趾末节内侧，距趾甲角0.1寸（图7-28）。

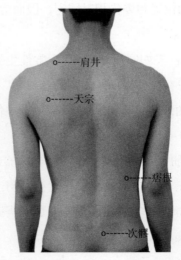

o------肩井

o------天宗

o------痞根

o------次髎

图7-26　次髎、肩井、天宗、痞根

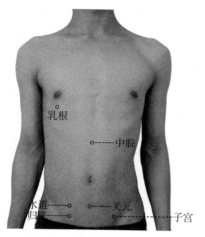

图7-27　乳根、关元、中脘、
水道、归来、子宫

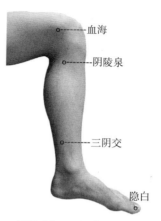

图7-28　三阴交、血海、
隐白、阴陵泉

2. 带下病

阴陵泉：在小腿内侧，当胫骨内侧髁后下方凹陷处（图7-28）。

三阴交：在小腿内侧，当足内踝尖上3寸，胫骨内侧缘后方。

带脉：在侧腰部，章门后1.8寸，当第十一肋骨游离端下方垂线与脐水平线的交点上（图7-29）。

3. 乳腺病

肩井：在肩上，前直乳头，当大椎与肩峰端连线的中点上（图7-26）。

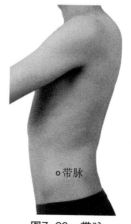

图7-29　带脉

天宗：在肩胛部，当冈下窝中央凹陷处，与第四胸椎相平（图7-26）。

乳根：在胸部，当乳头直下，乳房根部，第五肋间隙，距前正中线4寸（图7-27）。

足临泣：在足背侧，当足第四趾本节的后方，小趾伸肌腱的外侧凹陷处（图7-30）。

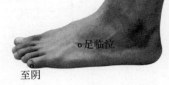

足临泣

至阴

图7-30　足临泣、至阴

4. 妊娠病

（1）妊娠呕吐。

中脘：在上腹部，前正中线上，当脐中上4寸（图7-27）。

内关：在前臂掌侧，掌长肌腱与桡侧腕屈肌腱之间，腕横纹上2寸。

（2）胎位不正。

至阴：在足小趾末节外侧，距趾甲角0.1寸（图7-30）。

5. 妇科杂病

（1）不孕。

水道：在下腹部，当脐中下3寸，前正中线上旁开2寸（图7-27）。

归来：在下腹部，当脐中下4寸，前正中线上旁开2寸（图7-27）。

子宫：在下腹部，当脐中下4寸，前正中线上旁开3寸（图7-27）。

（2）子宫肌瘤。

痞根：在腰部，当第一腰椎棘突下，旁开3.5寸（图7-26）。

## （二）操作

次髎位于腰骶部，深部为胞宫所在之处，为调经之要穴。于双侧次髎行"两点一线"往复回旋灸，常可出现灸感向深部，甚者向对侧的腹部透达。关元具有温补元阳，暖宫散寒止痛之功。施灸时，缓慢旋转艾条以扩大灸疗范围，灸感向深部及周围扩散，整个子宫暖暖的。三阴交为肝、脾、肾三经交会穴，温和灸此穴，灸感可沿大腿内侧上传至腹部，可同时起到调理肝脾肾的作用。血海有引血归经，治疗因血致病的各种症状的功能。对于经期下血块者，灸之以活血化瘀。隐白为足太阴脾经经气所发之处，具有益气统血的作用。艾灸此处，能使脾气健旺，改善脾虚状态，恢复脾之运化、统摄血液的功能，荣养冲任二脉，防治月经过多、崩漏等出血症状。

阴陵泉为脾经之合穴，可起到健运脾胃的作用。脾主升清，胃主降浊，脾胃功能正常，则清得升，浊可降，湿自去。温和灸此穴，常可出现灸感向穴位深部透达，或沿小腿内侧向下传导至足底或足趾。三阴交具有疏肝、健脾、温肾的作用，对于内湿者更可以起到治病求本的作用。温和灸此穴，常可出现灸感向穴位深部透达，或沿小腿内侧向上传导至腹部。带下病本因任脉不固、带脉失约所致，灸带脉穴

第七章 艾灸与现代常见病

可起到约束纵行诸经的作用。同时于双侧带脉穴施灸，灸感向深部透达的同时，向腹部和腰背部传导，左右两侧灸感对接，整个腰腹部如腰带束腰状，温暖舒适。

肩井穴居肩部，缺盆直上凹陷处，为足少阳经气深聚之所，另足少阳之筋"上走腋前廉，系于膺乳"，因而可以起到通乳络，行淤积，止疼痛的作用。温灸此穴，热感下传至整个乳房，则乳络通而不痛，乳汁亦随乳络通而出。阴病治阳，阳病治阴，天宗位于乳房在肩胛骨投射区上，多数乳腺病患者可在此处或四周有压痛，因而可在压痛点处行艾灸，灸感常向胸部乳房透达。乳根属多气多血之足阳明胃经之穴，可疏通胃经气机，气行则血行，血行则瘀散，气血通畅则痛止。艾灸此穴，灸感常可扩散到整个乳房，使乳房出现温暖舒适感。足少阳胆经循行经乳房外侧，足临泣属足少阳经，因而可循经远道选取该穴。又《针灸大成》云"乳肿痛，足临泣"，对乳腺疾病选用该穴进行治疗做了高度概括，因该穴在足部，艾灸时操作更方便，为临床治疗乳腺疾病的常用穴。

中脘为胃之募穴，可通调腑气，和胃降逆，尤其对于脾胃虚寒引起的呕吐效果更明显。艾灸时，以中脘穴为中点，缓慢旋转艾条以扩大艾灸范围，或以较粗艾条灸之，使整个上腹部暖暖的，一般呕吐会随腹部暖而止。此处须注意：孕妇下腹部禁灸。内关具有沟通三焦、宣上导下、和内调外的作用，同时也是止呕的经验效穴。

至阴属足太阳经，足太阳经气由此交于足少阴肾经，因而能助肾水，调肾气，同时也是矫正胎位的经验效穴。治疗时排空小便，放松腰带，仰卧屈膝，艾灸15~20分钟，每日1~2次，至胎位转正为止。

水道、归来、子宫为治疗不孕的经验效穴。水道，顾名思义即水的通道，以通为用，其与输卵管的通畅与否有关，艾灸该穴可起到疏通输卵管的作用。归来，《铜人腧穴针灸图经》中指出："它可以治妇人血脏积冷，有调经种子的功能。"子宫，作为经外奇穴，可用于治疗一切妇科疾病，灸之可起到温暖胞宫的作用。此三穴所处位置相邻近，可以较粗的艾条于下腹此三穴处行左右往返回旋灸，整个下腹部常可出现热胀感。

痞根为治疗腹腔内肿块的经外奇穴，有截断痞块根部的作用，故名痞根。清代吴亦鼎《神灸经纶》载："凡治痞者，须治痞根，无不获效。"并指出一般灸左侧痞根穴，若双侧均出现痞块，可同时艾灸双侧。

## 三、病案举例

1. 病案一

钱某，女，27岁。月经由既往30日一行变成约45日一行，已持续半年之久。昨日月经来潮，量少，并有暗红色血块排出，伴小腹冷痛，面色及口唇苍白，舌暗红，苔白，脉沉紧。

诊断：月经后期（血寒型）。

取穴：次髎（双）、关元、血海（双）、三阴交

（双）。

嘱患者先行侧卧位，心情放松，思想集中于下腹部，手执艾条于关元处行温和灸（艾条火头距皮肤约5厘米），医者手执艾条于双侧次髎处行往复回旋灸。5分钟后，患者开始觉下腹部由表及里出现热胀感，继续施灸15分钟，期间患者自觉经血涌出明显。继而令患者行仰卧位，医者左右手各以执筷子式同时持两根艾条温和灸双侧血海、三阴交。灸疗期间，患者觉小腿内侧面由血海至三阴交处温暖舒适。治疗结束后，患者面色及口唇较治疗前有所改善，小腹冷痛消失；次日，经中血块较前明显减少。继续治疗3次，次月月经周期缩短为37日，行经期间再行5次艾灸治疗，月经周期恢复30日一行。半年后回访，患者经期、经量、经色、经质恢复正常，未再复发。

2. 病案二

陈某，女，42岁。近2个月来觉阴部瘙痒，带下量多，尤以经后明显，带下色白，质黏稠，绵绵不断，伴胃口欠佳而食少，大便溏，日行1～2次，舌淡，苔白腻，边有齿痕，脉濡缓。

诊断：阴道炎（脾虚湿盛型）。

取穴：带脉（双）、阴陵泉（双）、三阴交（双）。

嘱患者仰卧平躺，心情放松，思想集中于所施灸的穴位。医者双手各执艾条于左、右侧带脉穴处行温和灸。10分钟左右，患者开始觉温热感分别自左、右腰侧带脉穴处向腹部及背部扩散，继续施灸，双侧温热感扩散至肚脐和脊柱，并于该处相接，腹部深处热感渐显。继而医者双手各执艾条温和灸双侧阴陵泉、双侧三阴交，患者均觉热感向穴位深部透达。经3次治疗，患者觉带下明显减少，外阴瘙痒偶有发生，继续施灸7次，带下及外阴症状消失。

3. 病案三

王某，女，32岁。3个月前开始出现左侧乳房疼痛，尤以外上象限明显，并可于外上象限处扪及肿块，时伴左上肢牵扯痛，每于行经前加重，经后痛减。舌暗红，苔厚腻，脉细滑。乳腺彩超示：左乳腺增生。

诊断：乳腺增生（脾虚痰瘀型）。

取穴：肩井（左）、天宗（左）、乳根（左）、足临泣（左）。

嘱患者向右侧卧，心情放松，思想集中于所施灸的穴位。医者手执艾灸于天宗处行温和灸，患者觉热感由后背肩胛部向深处透达至胸前乳房；接着于肩井处行温和灸，患者觉热感向下扩散至左乳房；同时另一手执艾条于乳根处施灸，患者左乳房热感更显，并于左腋下出现温热感，沿上肢内侧下行至肘关节，左手小指稍现热感。因足临泣位于足背，艾灸操作较方便，嘱患者于日常闲暇时自灸，每次约15分钟。第1次治疗结束，患者觉乳房疼痛较前减轻，左上肢活动较前轻松。经10次治疗，左乳疼痛、肿块、左上肢牵扯痛均消失。

4. 病案四

王某，女，48岁。近3个月来开始出现下腹部隐痛，经期延长，经量稍增多，并有血块排出，伴尿频，但每次排尿量均较少。舌紫暗，脉沉迟。子宫B超示：子宫肌瘤（3.0厘米×2.1厘米）。

诊断：子宫肌瘤（气滞血瘀型）。

取穴：痞根（双）、血海（双）。

嘱患者先行侧卧位，心情放松，思想集中于下腹部。医者手持艾条于痞根穴处行缓慢回旋灸。5分钟后，患者觉温热感由后背部向里渗透，15分钟左右，整个下腹部温暖舒适，继续施灸10分钟。继而令患者仰卧平躺，医者以执筷子式同时持两根艾条于双侧血海处行温和灸，开始时患者觉热感于施灸处向穴位深部透达，并沿大腿缓缓上行至下腹部，下腹部温热感更显。连续治疗1个月后，腹痛及尿频症状消失，经期、经量、经质恢复正常。复查子宫B超示：子宫肌瘤较前明显缩小（1.8厘米×1.2厘米）。

艾灸
祛病

第八章

# 新时代灸法
# 发展的思考

# 第一节　灸法衰落原因

## 一、引发灸法衰落的内部原因

### （一）产生疼痛

灸疗中的直接灸或化脓灸会造成创伤与疼痛。《千金要方》曰："灸不三分是谓徒冤，炷务大也。""灸时孔穴不正，无益于事，徒破好肉耳。"《备急灸法》载："富贵骄奢之人，动辄惧痛，闻说火艾，嗔怒叱去。"后世医家意识到灸疗给患者带来痛苦，于是采用一些辅助方法来减轻施灸造成的疼痛。如《寿世保元》载："着艾火，痛不可忍，预先以手指紧罩其穴处，要以铁物压之，即止。"《扁鹊心书》中也载有："人难忍艾火灸痛，服此（睡圣散）即昏睡，不知痛。"另外，对需多壮灸的患者，"一服后，即昏睡，可灸五十壮，醒后，再服再灸"。明代龚信在《古今医统》中提出"用药制过的纸擦之，使皮肉麻木"，然后再施以灸法。从以上的记述中可知，灸疗给人带来的痛苦是不言而喻的。正如当代医家张奇文所说："盖用艾炷着肤灸，灼皮之痛，灸肉之苦，且灸后发灸疮，脓水淋漓，日久不愈，灸疮结瘢，终生烙印。令人望而生畏，患者弗受，医者难施，故日渐淹没。"

## （二）带来创伤

无论是化脓灸还是瘢痕灸，都不可避免地给患者造成创伤。艾灸引起的局部损伤称为"灸疮"，清代《针灸集成》称为"灸花"。灸疮的化脓状态叫"（疮）发"。化脓灸最早见于《针灸甲乙经》，"欲令灸发者，灸履熨之，三日即发"。古人对发灸疮极为重视，认为疮发与否和疗效密切相关。《医心方》载："灸得脓坏，风寒乃出；不坏，则病不除也。"王怀隐在《太平圣惠方》中也说："灸炷虽然数足，得疮发脓坏，所患即差；如不得疮发脓坏，其疾不愈。"清代李守先在《针灸易学》中夸张地认为"灸疮必发，去病如把抓"，即只有灸疮发，才能治愈疾病，否则不能奏效。因此，历代医家运用各种手段促使灸疮发起，如《太平圣惠方》载："用赤皮葱三五茎，去其葱青，于余灰火中煨热，拍破，热熨灸疮十余遍，其疮三日自发。"这种在灸疗过程中"发灸疮"和运用各种手段促发"灸疮"给病者带来的创痛和损伤是显而易见的。

## （三）耗时较长

灸法治病历来主张大病重病宜早灸、多灸，所谓多灸，主要指灸疗壮数而言。《千金要方》载："若丁壮遇病，病根深笃者，可数倍于方数。其人老少羸弱者，可复减半。依扁鹊灸法，有至五百壮、千壮，皆临时消息之。"《刘涓子鬼遗方》主张病宜多灸，如痈疽灸法，皆灸百壮以上，"第一便灸其上二三百壮，又灸边上一二百壮"。《外台秘要》

也载："灸风者，不得一顿满一百……灸寒湿者，不得一顿满千。"即风寒之证，每次用灸，不得超过百壮，宜从少至多；寒湿之证，每次用灸，则不超过一千壮，而且宜从多至少。灸法治病动辄几十壮甚至上百壮，历时较长，这必定会给临床使用带来很大的限制。

### （四）误灸可致不良反应

古时由于人们受时代的限制，对灸法的认识还不够全面、深刻，所以在医疗过程中，由于误灸而导致不良事件并不罕见。张仲景对热证用灸的后果描述得十分可怕，如《伤寒论》中有"微微之脉，慎不可灸，因火为邪，则为烦逆，追虚逐实，血散脉中，火气虽微，内攻有力，焦骨伤筋，血难复也"的记载。仲景甚至认为热证用灸可以导致生命危险，此说对后世影响较大。王惟一对灸法采取谨慎态度，主张辨证施灸，灸之不能太过。他认为："若灸胸腹，艾炷大灸多，令人永无心力；如头顶穴，若灸多，令人失精神；臂脚穴灸多，令人血脉筋枯，四肢细瘦无力。"《针灸资生经》中也说："因灸法有助阳生热、易伤津耗液之虞，对于阴虚燥热之证宜慎用。如消渴病即不宜久灸，凡消渴经百日以上，不得灸刺，灸刺则于疮上浓水不歇，遂致痈疽羸瘦而死。"热证用灸虽然不可一概而论，但因误灸所导致的不良事件也给灸法的使用带来了负面影响。

# 二、引发灸法衰落的外部因素

## （一）重药轻灸

针灸医学发展到宋以后，有被中药取代的趋势。一方面由于针灸破皮损肉使人疼痛，不易为人接受；另一方面是方药的迅速发展。王执中在《针灸须药》中说："世所谓医者，则但知有药而已，针灸则未尝过而问焉。"又说："为用药而不知针灸者，皆犯孙真人之戒也（孙思邈主张针、灸、药并重）。"元代医家滑寿在《十四经发挥》自序中也载有："上古治病，汤液醪醴为甚少，其有疾，率取夫空穴经隧之所统系。视夫邪之所中，为阴、为阳而灸刺之，以驱去其所苦。观《内经》所服药饵之法才一二，为灸者四三，其他则明针法，无虑十八九，针之功，其大矣。厥后方药之说肆行，针道遂寝不讲，灸法亦仅获存。"范文正在《太乙神针附方》中说："今之庸医，不分经络受病之由，不按阴阳表里之证，专一汤头为准，舛误甚多。"针灸名家杨继洲也说："诸家之术唯一药，而于针灸则并而弃之。"清朝后期医家重视汤药，灸法倍受冷落，诚如清末医家吴亦鼎所言："惜近世医流学焉者寡，治针者百无一二，治灸者十无二三。唯汤液之治比比皆然……是岂汤液易而针灸难欤？非也……盖以汤液之治易于藏拙，其用柔而取效可缓，即彼读汤头，记本草者，遂可以医名。若夫针灸之治，苟不明经络腧穴，无从下手。且用刚而得失易见，人之不乐为此，而乐为彼者，由此故也。"

## （二）重针轻灸

宋以后由于汤药之说盛行，针灸多被医家忽视，后针法重新被针灸名家重视和推崇。元代蜚声针坛的窦汉卿《针经指南》，对针法的复兴起了极大的促进作用。窦氏在《流注通玄指要赋》中说："此道（针刺之术）渐坠，或不得意而散其学，或恣其能而犯禁忌。"窦氏因善用针法而声誉卓著，他的《针经指南》一书，不但从名称上反映了他偏重用针，而且书中内容也极少论及灸法。他在《标幽赋》中首先提出"拯救之法，妙者用针"，并在《流注通玄指要赋》中再次强调："必欲治病，莫若用针。功运神机之妙，工开圣理之深。外取砭针，能蠲邪而扶正；中含水火，善回阳而倒阴。"窦氏重针，尤重毫针。《标幽赋》云："观夫九针之法，毫针最微，七星可应，众穴主持。本行金也，有蠲邪扶正之道；短长水也，有决凝开滞之机……然是一寸六分，包含妙理，虽细拟于毫发，同贯多歧。可平五脏之寒热，能调六腑之虚实。"这里对毫针的治疗作用做了详细的阐述，认为毫针虽微，但治疗范围甚广，几乎无疾不医；元代滑寿也感慨当时"经络之晦，针道湮灭不彰"而著《十四经发挥》，对元明时期针法兴盛起到了极大的推动作用。当代医家李鼎校注《针经》并作序说："由元而明，针道得以大行于世，其功盖出于此。"承淡安校注该书，作序也说："夫十四经脉创于内、难二经，滑伯仁先生论而发挥其旨，针灸盛行于元代，此滑氏之功也。"明代徐凤对针法多有发挥，徐氏在载述《金针赋》时说："观夫针道，捷法最奇。"运用于临床"百发百中，无不奏效"。明代杨继洲可谓是针灸史上影响最大的人物，虽提倡针灸与药并重，但其影响最大的是针法。"盖一针中穴，病者应手而起，诚医家之所先也。近世此科几乎绝传，良为可叹！"又语云："一针、二灸、三服药。""业针法之不精，传授之不得其诀耳。"杨氏针对当时针衰药兴的局面，用针药对比说明针法的优越性："夫治病之法，有针灸，有药饵，然药饵出于幽怨之方，时有缺少，而又有新陈之不等，真伪之不同，其何以奏肤功，起沉疴也？唯精于针，可以随身带用，以备缓急。"元明时期一些针灸医家不仅重针而且轻灸，如窦汉卿在《针经指南·气血问答》中说："针则针、灸则灸、若针而弗灸，若灸而弗针。"针法经过元明医家的发挥和推崇而兴盛，而灸法踯躅不前，只能步针法之后尘。

### （三）西医冲击

明末清初随着西方传教士的到来，在带来西方先进的科学文化的同时，以解剖学为主的西医知识也传入我国。起初仿佛为中国医学界吹来了一丝清风，对中医学并未产生太大的影响，但是随着近代西方医学的广泛传入，对以传统文化为基石建立起来的中医学产生了猛烈的冲击，中医学已无法独占中国。中国第一次出现了中西两种异质医学并存的局面，而且呈现出此（中医）消彼（西医）长的趋势。由于西医对于疾病的精确诊断和确切疗效，在统治阶级中有很好的声誉，于是备受推崇，导致中医地位江河日下。1822年，道光皇帝下了一道诏书，宣称："针刺火灸，究非奉君之所宜，太医院针灸一科，着永远停止。"这无疑对针灸事业造成沉重的打击，针灸疗法只能在民间继续使用。1929年国民党政府又通过"废止旧医以扫除医事卫生之障碍"的提案，并提出六项限制、消灭中医的措施，使整个中医陷入"山重水复"的困境，"覆巢之中，岂有完卵"，灸法的命运就可想而知了。

# 第二节　对重振灸法的思考

## 一、加强灸用材料的研究

灸疗又称"艾疗"，艾是灸疗的主要材料，具有无可替代的优势。如果离开了艾，灸法可能就失去了其真正的意义。近代研究发现，艾灸具有热力学作用，同时艾草包含了几十种微量元素，具有中医学公认的活血化瘀、温经通络、芳香化湿、醒脑开窍等功效。应该说，艾灸之热绝非其他发热物质所能代替。目前很多灸疗仪器，与其说是灸具，不如说是暖炉。这种经过改进的灸法，不仅穴位治疗的感传作用不能出现，而且也失去了艾的治疗作用，很难与传统灸法相提并论，同日而语。所以要对传统灸法进行改进，首先必须对传统灸法进行深入的了解、探索与验证，在全面继承的基础上，才能有所发现，有所提高。

## 二、克服弊端，提高疗效

随着生活水平的提高，人们对治疗方法和治疗手段提出了更高的要求，不仅要有很好的疗效，而且在治疗过程中应尽可能减少痛苦。针具的变化从粗大到细长，从粗糙到精细；灸法从直接灸、化脓灸到隔物灸乃至艾条灸的这一进化过程，一个十分重要的原因就是为了减轻痛苦、减少损害。然而迄今为止，为减轻灸法对患者所造成的痛苦所做的努力还远远不够。因此，如何借助现代科技，催生一种既无损害而又能达到目前艾灸治疗效果的新方法，将是解决灸法缺陷的努力方向。伴随计算机的普及和应用，以及计算机技术突飞猛进、日新月异的发展，人们对灸疗本质的认识不断深入，估计由计算机控制并携带具有普通灸疗时产生的物理、化学等信息、能量特性的激光穴位照射有可能成为未来主要的刺灸方法，它将给予穴位刺激极为精确的质和量，同时方法也将更趋简便。由于穴位在灸法治疗中具有重要作用，所以古人有"灸法亦与针法并重，而其要在审穴，审得其穴，方可起死回生"之说。为了提高治疗效果，有必要对目前的众多穴位进行重新厘定，一方面淘汰在临床上用之甚少、疗效不显的穴位，另一方面补充疗效确切的新穴位，使腧穴定位更加标准化、客观化；与此同时，加深对穴位本质的研究。为了进一步提高灸疗效果，最大限度发挥其优势，我们应对灸疗的各种适应证进行严格的筛选，明确适宜灸疗的病种，规范其治疗方法，疗效的提高将是灸法生命力的最终体现。

## 三、借助现代科技，发掘灸法的内在本质

从灸法自身的发展进程来看，虽然治疗方法有所改进，但灸法治病的内在本质至今仍没有被发掘出来。而缺乏内在本质规律和原理探究的学科，是很难诞生新的具有推动事物本质发展的科学与关键技术的。若将灸法与西医外科比较，虽然同为"破皮损肉"的外治疗法，但西医外科却在近代科学技术的支持下，很好地解决了手术引起疼痛、出血与感染的问题，使外科手术在临床上得到了突飞猛进的发展。因此，灸法的振兴，应该以西医外科手术为例，借助当代科技，积极寻求灸法治病的内在本质，为灸法的振兴与发展提供理论基础。

## 四、促进灸法的国际交流

灸法作为替代医学的重要组成部分，想要成为当今的主流医学，就必须让更多的人认识它、了解它、使用它，只有在使用过程中才能更好地促进灸法自身的改进和完善，在交流过程中为人类健康做出更大的贡献。灸法在异文化的刺激和启发下得到改善，将会日趋良好。就像中国的人痘术，虽然为天花的预防做出了杰出的贡献，但经过传播和交流，并被英国人爱德华·琴纳改造成牛痘接种术之后，最终消除了使用限制，取得巨大成功，不仅为全球消灭天花做出不可磨灭的贡献，而且谱写了中外医学交流史上光辉的一页。

## 五、建构新理论，适应当代医学

针灸疗法受中医理论的指导，这种建立在古代哲学文化基础之上，古老而又文言化的中医经典理论很难被国际社会充分理解和普遍接受。中医理论体系的特殊性也使其在运用当代最新科技方面存在障碍，所以中医理论必须在保留自己特色的基础上重新建构，才能更好地利用当代科技。要想让灸法在全世界范围内被广泛传播、接受并使用，就必须用现代科学语言对中医及灸法理论进行重新阐释，使之不仅具有治疗西医难治性疾病的鲜明特色，而且具有阐释西医临床实践的深厚理论。

# 第三节　人体状态学与态灸

## 一、人体状态与人体状态学

人体状态，在人体生命过程中心身活动的整体呈现形式，是在内外因素作用下人体内部以及与外部复杂关系的连续总体。状，是机体局部或整体的部位、形状和结构的整体概括；态，是特定阶段生命活动的姿势、特征与变化规律。状态既是空间与时间的统一，也是局部与整体的统一。中医"辨证论治"中的"证"，即属于系统科学中整体运动状态的呈现。"状态"概念广于中医所讲的"证"，不仅包含

"病证"，还包括非病态的生理病理特点，涵盖整个生命过程中的各种心身整体特征。状态（state），原为现代系统科学常用的概念之一，指系统中那些可以观察和识别的状况、态势、特征，可以用一组物理量来表征。

人体状态学，是研究人体各种状态模式及其规律的一门学科。其源流最早可追溯到钱学森先生于1978年提出的系统科学和人体科学理念，尤其是"人体科学-功能态理论"。21世纪，生命科学在系统论、控制论和信息论的综合研究基础上，心身医学体系快速发展。其通过结合系统科学、复杂性科学和意识科学等理念，挖掘整理传统医学中的精髓，提炼出中医"状态观"，由余瑾教授在《中西医结合康复医学》一书中正式提出，标志着"人体状态学"新理念的出世。

生命是开放性的复杂巨系统，系统通过控制信息完成了生命的整体性，而状态是生命整体存在运动的表现形式。状态观的出现，实现了系统—控制—信息的有机整合，是人体生命系统复杂性运作的具体呈现（图8-1）。

《黄帝内经》中的经典传承与各位中医前辈大家们，都一致认同中医治疗中"精神心理因素"的重要性。针对治法，《灵枢·九针十二原》中提到针刺的

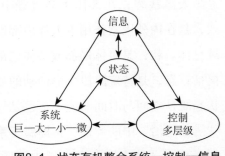

图8-1　状态有机整合系统—控制—信息

奥妙在于"粗守形，上守神"，《灵枢·本神》中提出"凡刺之法，必先本于神"；针对病患，《素问·上古天真论》中提到"精神内守，病安从来"，而对于病后生命之存亡，《素问·移精变气论》《灵枢·天年》均提出"得神者昌，失神者亡"的论点。同时，有经验的老中医在临床时反复强调"治神第一""守神为上"，传统导引等也尤为重视"形神合一""形与神俱"。

可见，传统中医之底就在于把握精神意识的科学内涵。那么，精神意识的科学内涵是什么呢？经过反复思考和提炼，可以用科学的语言表达为：把握心身网络的多层次和谐以及意识能动性的有序化（图8-2）。

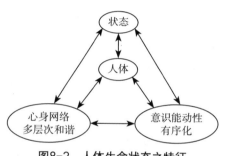

图8-2　人体生命状态之特征

人体状态学，提出"状者形之网，态者心之能"理念，即"意识心身网络的连接和意识能动性的优化"，具体到调节结果而言就是"状连身网，态优心能"。思维意识，是人体复杂巨系统中的最高级运动形式。因而，优化意识中枢信息，对于调控身体各部分的功能，乃至结构，具有重要的意义。而其相关规律，就是人体状态学的主要研究方向。

## 二、人体状态学与医学

医学的"疾病—功能—状态"结构，与世界的"物质—

能量—信息"结构是对应的。疾病，较多关注于物质具体层面；功能，较多体现在能量运作层面；状态，则更多体现在信息影响或控制层面（图8-3）。目前，现代科学已发展到系统科学阶段，随着对动态、模糊、开放性的复杂系统的深入研究，发现了复杂性理论和技术，并已成为生命科学的前沿。

"状态"的概念与中医的"证"类似，但状态的内涵除了包含"证"的概念以外，还包括人体非病态的生理病理特点，涵盖了健康、疾病、痊愈

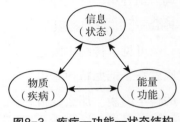

图8-3　疾病—功能—状态结构

或衰亡等整个生命过程中的各种不同心身整体特征。状态是内在的生理病理因素，功能是外在的表现形式。中医认为，人是"天人合一"和"形神合一"的整体，中医证候具有明显的心身医学特征，亦即生理和心理活动相互协调、统一。中医十分重视精神因素，通过心理影响生理，调节整体状态，以促进疾病的痊愈和功能的恢复。

状态是生命活动的信息表征，功能是生命活动的能量表征。状态引导功能，功能影响状态。大量临床康复实践发现，心身状态较好的患者，意志坚强，依从性好，能坚持训练，其身体功能逐渐好转的概率较高；心身状态不好的患者，意志薄弱，情绪容易动摇，难以坚持训练，其功能恢复也较差。由于状态与功能互相补充，互相促进，所以临床中通过将状态恢复和功能促进的各种方法进行有机结合，疗效

最佳（图8-4）。中医状态观与西医结构-功能观的异同对比见下表。

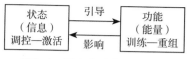

图8-4 状态和功能之间关系

表8-1 状态观与结构功能观的异同

| | 状态观 | 结构-功能观 |
|---|---|---|
| 指导 | 非线性、自组织、复杂性理论 | 线性理论、确定性理论 |
| 理论 | 中医基础理论、状态观 | 西医结构观、功能观 |
| 定位 | 信息主体，重视抽象，尤其是组织各部分之间互相影响的内在关系，形神心身关系等 | 结构和功能，物质和能量为主体，重视具体、运动、言语、生活、心理、职业等方面的表现能力 |
| 原则 | 标本结合、动静互涵、内外兼治 | 结构调整/功能重组和代偿 |
| 目的 | 恢复状态，调整精气神，恢复自愈力 | 调节结构和恢复功能 |
| 评估 | 四诊八纲—体质气质—心身状态评估 | 生化/仪器检测—功能评估 |
| 法则 | 激活与调控 | 训练与重组 |
| 方法 | 针灸、推拿、导引、中药等 | 手术、药物、康复治疗等 |

## 三、穴位意识论

　　传承中医"神"之内涵，结合现代意识科学新进展，创新并突破传统语境，以"形—气—神"为核心，认识人体心身关系的整体呈现，发展中医新理念——状态观。状态观的"心身网络"和"意识能量"两大特征为穴位研究提供启示，并由此提出穴位是有"状态"的，穴位就是状态的"心身之网"的节点。同时又进一步提出"穴位意识论"，从"穴位中的意识"和"意识中的穴位"两个不同角度阐述穴位与意识之间的互动机制。

## （一）穴位状态研究

近代以来，中国国内开展大量关于"经络现象—循经感传"的研究，究其机理提出"中枢论""外周论"和"中枢外周综合论"等学说，并同步开展"经络实质"研究，提出"经络—组织结构相关说""经络—内脏—皮质相关说""第三平衡系统假说""二重反射假说""轴索反射接力联动假说""经络—细胞间隙网络系统""体表—内脏植物性联系系统""各种经络生物物理学假说"等理论，但都不足以全面说明问题，有待进一步深入验证。而"经络—脏腑相关说"与"穴位特异性联系"最受重视，被认为比较符合实际，且有希望取得突破，因而还在进一步开展研究中。

穴位有"静息"和"敏化"两种状态，观察大量"敏化"现象发现，穴位敏化包括：形态敏化、热敏化、光敏化、痛敏化等。穴位的敏化能够很好地协助诊断和治疗，处于敏化状态的穴位，往往是"小刺激大反应"，可起到事半功倍的效果。大量关于热敏灸的研究，也促进了穴位敏化态的研究。比如"穴源于敏""穴择以敏""敏现穴定""敏至穴优""敏消量足"等原则的提炼，使我们认识到：体表调节点——"穴位"，能动态激活机体的内源性调节潜力，并促使机体产生"穴位状态"这一动态过程，这也更接近生命本质的科学概念。

穴位在生命信息调控网络中发挥着关键性节点的作用，机体在健康状态和疾病状态之间的转化正是通过穴位状态表现出来的，穴位状态在临床实践中产生的良好效果，指引我们从更深的角度去思考其本质。

## （二）穴位意识论

"敏而感之"，敏化需要通过感觉来完成，感觉又属于人类意识领域，因此"意识参与穴位调控机制"这一论断已经渐渐浮出水面。关于穴位本质的系列科学探索中，"生命的意识"这一重要的元素已被忽略多时。其实，只有把握"生命意识"这一关键元素，才能真正理解穴位经络疗法的旨意。传统的"针（鍼）"字，左边是"金"字，右边是"咸"字，如果在"咸"字下面加个"心"，就是"感"字。可见，针刺是需要通过感应、感觉来调整和完成的。中国古代哲学之精华——"心学"，即是对意识领域进行研究的成果，其中就有所谓"心生万物"之论述。在批判之余，结合辩证唯物主义之意识能动性理论，汲取其精华——"通过意识认识物质世界，并改造世界，同时还能调控自身生命。"《灵枢·九针十二原》中载有"小针之要，易陈而难入，粗守形，上守神，粗守关，上守机"的理论。因此，在传承古人针刺精髓和临床实践经验的基础上，结合现代人体系统科学和意识科学理念，我们提出了"穴位意识论"这一理论，其中包含两个方面的内容：穴位的意识作用和意识在穴位中的作用。

穴中藏神，一针入神，则穴位中有感觉。"粗守形，上守神"，也就是说，一般的医生把握形体上的穴位，而高明的医生则把握精神意识。只有进入意识状态，才能调控穴位状态，连接深层意识，并反馈心身信息。"粗守关，上守机"，也就是说，一般的医生把握形体上的穴位，而高明的医生则把握穴位状态，并根据状态感觉来调节针的深浅，反馈性地调节生命系统的心身状态。所谓针刺"得气"，实际上是一种具有躯体感受的意识状态。针刺，从本质上讲，是通过激活意识的深层状态，进而进行心身整体程序的调整。运用激光散斑对比成像技术观察左侧合谷穴在留针过程中意识关注前和关注后双手的血流量（图8-5）变化时发现，左侧合谷穴的血流量在留针状态下意识关注后较关注前有所降低，这也说明了"意识关注可以引起穴位微循环血流量的改变"，二者的关系如图8-6。很多学者认为针刺是通过调节神

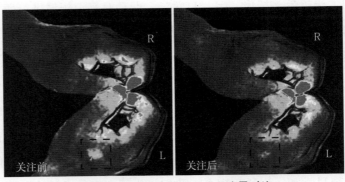

图8-5　意识关注前后双手血流量对比

经系统来完成的；而笔者
则认为在针刺的整体调节
过程中，神经系统仅充当
通道和媒介作用，无论是

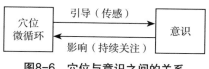

图8-6　穴位与意识之间的关系

周围神经系统还是中枢神经系统，都只是意识的物质结构中
的基础部分，并不能代表全部意识。

　　意识产生于神经系统，但意识的形成和作用，又超越了
神经系统的结构限制，意识可以从不同层面、不同内容来调
控生命系统。比如通过情绪运动影响自主神经系统等，当然
还有更深的影响和调控，但都属于意识的更深层面。针刺入
穴位，可以激活意识潜能，系统地调控生命信息系统。穴位
的本质是通往生命本体信息系统的节点；针刺的本质是进入
调控网络，调动意识内在能动性。两者的相关规律值得进一
步深入探索。

## 四、态灸

　　对穴位意识进行的系列探索，是在人体状态学的基础
上，把主观感受与客观测量进行有机结合，力图揭示实在而
深刻的生命信息内涵，连接古今与未来，通过创造性转化和
创新性发展，发掘传统中医针灸奥秘，为开启未来科学发展
新道路贡献力量。

　　灸以入神，灸以入境，在灸疗中，调形、调气、调神，
三者合一，启动身心的微妙网络连接，激活身心潜能，进
入"身心合一"以及"天人合一"的和谐美好状态，是为

"态灸"。

态灸中，针对阳虚证，在"少火生气"理论指导下，我们提出"神灸法"，重点是大椎和百会等督脉穴位，以及相关阳经穴位；针对阴虚证，在"引火归原"理论指导下，我们提出"元灸法"，重点是神阙和关元等任脉穴位，以及相关阴经穴位。

"神灸法"，少火生气，得生生不息的升华之力，补神主之力，益君主之官；"元灸法"，引火归原，得大气之降，厚德载物，补坤土，后天返先天之妙。两者相合为"通元法"，是"态灸法"的核心方法，神元之灸，一

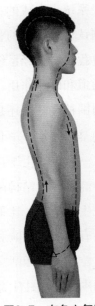

图8-7 态灸之气流运行

升一降，动中守静，静中恒动。凭借灸之纯阳之气，一气周流，运化周天，独立守神，返璞归真也（图8-7）。

## 五、结语

灸法的实践和发展，需要"双重超越"的创新思维，一方面超越过时的传统模式，另一方面超越当代自然科学和医学科学的常规思维，在创造性转化和创新性发展的基础上，通过意识运动和状态调节的方式，为自然科学的第三发展阶段——意识科学和状态科学，提供大量生动的素材和基础研究支持，并以此推进医学和自然科学的创新与改革。

中医传统一直强调"治神第一"，该理念真实而有效，脑科学与意识科学的发展，为治神进行新的客观化深入研究提供了可能，也为现代医学新模式找到新的突破点。

以状态为中心的医学新模式的出现，更新了生命整体观，为认识心身整体关系并应用这种关系进行心身调节提供了理论支持。对于意识和意识能动作用的认识，随着"精神心理—神经—内分泌—免疫网络""运动想象疗法""镜像神经元"等理论和技术实践的完善，越来越呈现出生命核心的微妙，意识影响整体生命系统运动的蓝图被渐渐勾勒出来。从认知到情绪、意志、意趣乃至意境，意识能级越高，对生命系统的影响作用越微妙。

在新世纪"人体状态学"理论指导下，对于人体"心身网络连接"和"意识调控体系"的认知已经浮出水面，实践证明其临床应用效果良好。

经络穴位正是古人在生命领域中对心身认知的投射点，巧妙应用灸法来进行调控，已有数千年实践经验，今天更进一步从身体生理层面，回归心理心灵层面，让经络穴位发挥更大的作用。

灸法的发展，需要吸收多方面多学科的营养，中国数千年的文化底蕴，经久不息的文明智慧之光一直照耀着灸疗工作者们热切的心，这一切对于灸法的发展无疑是得天独厚的。保健养生治未病，需要以全方位健康身体和精神为支撑，这必然要上升到更高层次的精神文明建设与追求之上。

新时代，即是心时代，态灸应运而生。让灸法更好地

第八章　新时代灸法发展的思考

为人民的心身健康服务，必须把握"意识能动性——心能"核心，形神兼顾，使之成为中华民族养生体系的"星星之火"，通过创造性转化和创新性发展，满足全民族对健康美好生活的高品质需求，当下正是"燎原"之时。